现代著名老中医名著重刊丛书·{第九辑}

班秀文妇科医论医案选

班秀文 著

人民卫生出版社

图书在版编目（CIP）数据

班秀文妇科医论医案选/班秀文著. —北京：人民卫生出版社，2012.12

（现代著名老中医名著重刊丛书. 第9辑）

ISBN 978-7-117-16670-6

Ⅰ. ①班… Ⅱ. ①班… Ⅲ. ①中医妇产科学-医论-汇编-中国-现代②中医妇产科学-医案-汇编-中国-现代 Ⅳ. ①R271

中国版本图书馆 CIP 数据核字（2012）第 265573 号

人卫社官网	www.pmph.com	出版物查询，在线购书
人卫医学网	www.ipmph.com	医学考试辅导，医学数据库服务，医学教育资源，大众健康资讯

班秀文妇科医论医案选

著　　者：班秀文

出版发行：人民卫生出版社（中继线 010-59780011）

地　　址：北京市朝阳区潘家园南里 19 号

邮　　编：100021

E - mail：pmph @ pmph.com

购书热线：010-59787592　010-59787584　010-65264830

印　　刷：北京虎彩文化传播有限公司

经　　销：新华书店

开　　本：850×1168　1/32　**印张：**7

字　　数：175 千字

版　　次：2012 年 12 月第 1 版　　2025 年 4 月第 1 版第 8 次印刷

标准书号：ISBN 978-7-117-16670-6/R · 16671

定　　价：19.00 元

打击盗版举报电话：010-59787491　E-mail：WQ @ pmph.com

（凡属印装质量问题请与本社市场营销中心联系退换）

出版说明

　　自 20 世纪 60 年代开始，我社先后组织出版了一些著名老中医经验整理著作，包括医案、医论、医话等。半个世纪过去了，这批著作对我国现代中医学术的发展发挥了积极的推动作用，整理出版著名老中医经验的重大意义正在日益彰显。这些著名老中医在我国近现代中医发展史上占有重要地位。他们当中的代表如秦伯未、施今墨、蒲辅周等著名医家，既熟通旧学，又勤修新知；既提倡继承传统中医，又不排斥西医诊疗技术的应用，在中医学发展过程中起到了承前启后的作用。他们的著作多成于他们的垂暮之年，有的甚至撰写于病榻之前。无论是亲自撰述，还是口传身授，或是由其弟子整理，都集中反映了他们毕生所学和临床经验之精华。诸位名老中医不吝秘术，广求传播，所秉承的正是力求为民除瘼的一片赤诚之心。诸位先贤治学严谨，厚积薄发，所述医案，辨证明晰，治必效验，具有很强的临床实用性，其中也不乏具有创造性的建树；医话著作则娓娓道来，深入浅出，是学习中医的难得佳作，为不可多得的传世之作。

　　由于原版书出版的时间已久，今已很难见到，部分著作甚至已成为中医读者的收藏珍品。为促进中医临床和中医学术水平的提高，我社决定将部分具有较大影响力的名医名著编为《现代著名老中医名著重刊丛书》并分辑出版，以飨读者。

第一辑　收录 13 种名著

《中医临证备要》　　　　　　《施今墨临床经验集》
《蒲辅周医案》　　　　　　　《蒲辅周医疗经验》
《岳美中论医集》　　　　　　《岳美中医案集》

《郭士魁临床经验选集——杂病证治》

《钱伯煊妇科医案》　　　　　　《朱小南妇科经验选》

《赵心波儿科临床经验选编》　　《赵锡武医疗经验》

《朱仁康临床经验集——皮肤外科》

《张赞臣临床经验选编》

第二辑　收录 14 种名著

《中医入门》　　　　　　　　　《章太炎医论》

《冉雪峰医案》　　　　　　　　《菊人医话》

《赵炳南临床经验集》　　　　　《刘奉五妇科经验》

《关幼波临床经验选》　　　　　《女科证治》

《从病例谈辨证论治》　　　　　《读古医书随笔》

《金寿山医论选集》　　　　　　《刘寿山正骨经验》

《韦文贵眼科临床经验选》　　　《陆瘦燕针灸论著医案选》

第三辑　收录 20 种名著

《内经类证》　　　　　　　　　《金子久专辑》

《清代名医医案精华》　　　　　《陈良夫专辑》

《清代名医医话精华》　　　　　《杨志一医论医案集》

《中医对几种急性传染病的辨证论治》

《赵绍琴临证 400 法》　　　　　《潘澄濂医论集》

《叶熙春专辑》　　　　　　　　《范文甫专辑》

《临诊一得录》　　　　　　　　《妇科知要》

《中医儿科临床浅解》　　　　　《伤寒挈要》

《金匮要略简释》　　　　　　　《金匮要略浅述》

《温病纵横》　　　　　　　　　《临证会要》

《针灸临床经验辑要》

第四辑　收录 6 种名著

《辨证论治研究七讲》　　　　《中医学基本理论通俗讲话》

《黄帝内经素问运气七篇讲解》《温病条辨讲解》

《医学三字经浅说》　　　　　《医学承启集》

第五辑　收录 19 种名著

《现代医案选》　　　　　　　《泊庐医案》

《上海名医医案选粹》　　　　《治验回忆录》

《内科纲要》　　　　　　　　《六因条辨》

《马培之外科医案》　　　　　《中医外科证治经验》

《金厚如儿科临床经验集》　　《小儿诊法要义》

《妇科心得》　　　　　　　　《妇科经验良方》

《沈绍九医话》　　　　　　　《著园医话》

《医学特见记》　　　　　　　《验方类编》

《应用验方》　　　　　　　　《中国针灸学》

《金针秘传》

第六辑　收录 11 种名著

《温病浅谈》　　　　　　　　《杂病原旨》

《孟河马培之医案论精要》　　《东垣学说论文集》

《中医临床常用对药配伍》　　《潜厂医话》

《中医膏方经验选》　　　　　《医中百误歌浅说》

《中药炮制品古今演变评述》　《赵文魁医案选》

《诸病源候论养生方导引法研究》

第七辑　收录 15 种名著

《伤寒论今释》　　　　　　　《伤寒论类方汇参》

《金匮要略今释》　　　　　　《杂病论方证捷咏》

《金匮篇解》　　　　　　　　《中医实践经验录》

《罗元恺论医集》　　　　　　《中药的配伍运用》

《中药临床生用与制用》　　　《针灸歌赋选解》

《清代宫廷医话》　　　　　　《清宫代茶饮精华》

《常见病验方选编》　　　　　《中医验方汇编第一辑》

《新编经验方》

5

第八辑　收录 11 种名著

《龚志贤临床经验集》　　　《读书教学与临症》

《陆银华治伤经验》　　　　《常见眼病针刺疗法》

《经外奇穴纂要》　　　　　《风火痰瘀论》

《现代针灸医案选》　　　　《小儿推拿学概要》

《正骨经验汇萃》　　　　　《儿科针灸疗法》

《伤寒论针灸配穴选注》

第九辑　收录 11 种名著

《书种室歌诀二种》　　　　《女科方萃》

《干祖望医话》　　　　　　《名老中医带教录》

《班秀文妇科医论医案选》　《疑难病证治》

《清宫外治医方精华》　　　《清宫药引精华》

《祝谌予经验集》　　　　　《疑难病证思辨录》

《细辛与临床（附　疑难重奇案七十三例）》

　　这些名著大多于 20 世纪 60 年代前后至 90 年代后在我社出版，自发行以来一直受到广大读者的欢迎，其中多数品种的发行量达到数十万册，在中医界产生了很大的影响，对提高中医临床诊疗水平和促进中医事业发展起到了极大的推动作用。

　　为使读者能够原汁原味地阅读名老中医原著，我们在重刊时尽可能保持原书原貌，只对原著中有欠允当之处及疏漏等进行必要的修改。为不影响原书内容的准确性，避免因换算等造成的人为错误，对部分以往的药名、病名、医学术语、计量单位、现已淘汰的临床检测项目与方法等，均未改动，保留了原貌。对于原著中犀角、虎骨等现已禁止使用的药品，本次重刊也未予改动，希冀读者在临证时使用相应的代用品。

人民卫生出版社

2012 年 6 月

　　我从事中医临床和教学工作四十余年，在继承整理前哲宝贵遗产和学习研究时贤经验的基础上，经过长期的临床实践，对中医妇科的理论有了一些个人见解，在立法用药方面也有肤浅的体会。尽管这些见解和体会还是初步的，很不成熟的，有待于今后进一步验证，但它终究是实践经验的总结，对于开拓理论思路，提高临床疗效，也许有一定的指导意义。为了便于交流，互相学习，特整理成书，付之剞劂以问世。如幸而能"抛砖引玉"，引起海内同道的共鸣，促进医学的发展，为广大妇女解除疾苦，则偿平生之愿也。

　　本书在整理过程中，得到我院韦宗奎老师、廖崇文老师及有关同志的大力支持，在此表示衷心的感谢！

7

班秀文谨志
1984 年甲子夏于桂壮邕垣

目录

9

上篇 医 论

论 胞 宫

胞宫，又有女子胞、胞脏、子宫、子脏、子处等之称，各种名称都有所侧重，均有一定的意义。但我认为还是叫"女子胞"为好。理由有二：一是女子胞为"奇恒之腑"之一，"脑、髓、骨、脉、胆、女子胞，此六者，地气之所生也，皆藏于阴而象于地，故藏而不泻，名曰奇恒之腑。"（《素问·五脏别论》）二是女子胞为妇女生理结构特有的脏器，若以女子胞名之，既点出它的特性属阴，是藏而不泻；又显出它是妇女独特的生理器官，因而女子胞不仅是子宫，而且包括一部分与生殖有关的组织，其生理活动和病理变化如何，都直接影响到妇女的经、带、胎、产的是否正常。

胞宫的作用，概括起来有三：一是月经的运行，按时来潮；二是孕育胎元，妊养分娩；三是施泄生理带下，润泽阴部。这些作用之所以能实现，与脏腑、经络、气血有极为密切的关系，特别是肾气的盛衰，天癸的至否，冲任脉的通盛，更是息息相关。所谓"胞络者，系于肾"（《素问·奇病论》）。肾为先天之本，是元阴元阳之所出，储藏先、后天的精气，只有肾气充盛，才能使天癸充盈，任脉通畅，太冲脉盛，月事按时而下，胎产有期。肾气对妇科的作用，固然极为重要，但也不能忽视其他脏腑的作用，这因为每一个脏腑与胞宫都有直接或间接的联系，如"胞脉者属心而络于胞中"（《素问·评热论》）。肝、脾、肺三脏通过冲任起于胞中的联系作用，与胞宫有间接的联系。只有肝藏血而疏泄，脾气健运而统血，肺主气而朝百脉的功能正常，同时，心能主神明和血脉，心气下降，心血下行，保证血海满溢，才能实现经、带、胎、产的正常活动。从这里分析，说明胞宫的作用，直接或间接受到五脏气血盈亏的影响。但这是问题的一方面，另一方面，我们应该看到，胞宫既然是妇女独特的脏器，自然有它特殊的生理功能，胞宫虽是"奇恒之腑"之一，但形态中空而壁厚，能藏阴精而不受糟粕，有藏与泻的作用。在不行经期间及孕育胎元的整个时期，可以说是"藏精气而不泻"（《素问·五脏别论》），主要是"藏"的功能；反之，当月经来潮及临盆分娩期间，是以"泻"的作用为主要表现。可见胞宫的"藏"，既不同于五脏；胞宫的"泻"，也不同于六腑。正由于胞宫具有该藏的藏，该泻的泻的特殊功能，才能保持精气充实，气血调和，从而达到以通畅为顺，以行为常的生理状态，完成其产生月经，孕育胎元，施泄生理带下的独特功能。要是没有胞宫的独特功能，冲脉为血海而司月经的运行，便不可能实现；任脉主胞胎的妊养，也无法完成；纵然肾气旺盛，肝的藏血、疏泄，脾的健运、统血，心主神明和血脉，肺主气而朝百脉的五脏功能正常，气血调和旺盛，仍然不能实现行经、带下、孕育、产乳等一系列妇女特有的生理功能。这些情况，在临床中时有所见，如古称螺、纹、鼓、角、脉的"五不女"的先天性生理缺陷，或现代医学所称的无卵巢、无子宫的原发性无月经及子宫摘除后的妇女，虽然六脉平和，体质强壮，仍无经、带、胎、产的可能。

由于过去在生理上一贯强调"经源于肾"，强调月经来源于五脏气血的化生，因而在病理上，也偏重从五脏不和、气血失调、冲任亏损等着眼。其实从妇科临床来看，妇女的病变，应该是有二方面：一是由于脏腑功能的不和与冲任的亏损，特别是肝、脾、肾三脏和冲任二脉功能的失常，最易导致妇女的病变，但这是间接的影响；一是胞宫本身的病变，这是直接的病变。由于胞宫居下焦阴湿之地，其生理结构又相当复杂，下口接连阴道而通于阴门，而阴门开口于外，除房室纵欲，可以损伤胞脉，影响子宫之外，凡外界六淫之邪和污秽邪毒，均可侵袭而客于胞宫，与血相互搏结，以致胞宫的"藏"、"泻"功能失常，因而使经、带、胎、产发生各种病变。本来，胞宫自身直接感受邪毒而发生的病变，前哲早有论述，例如月经不调，《诸病源候论》认为可因"风冷之气客于胞内"；对经闭不行，《金匮要略》早有"脏坚癖不止，中有干血"之论述；对于病理带下，《诸病源候论》认为是"经行产后，风邪入胞门"，以致胞络之间的秽液与血相兼而形成。对妊娠腹痛，《金匮要略》创"子脏开"之说；胎萎不长和产后胞衣不出，《诸病源候论》以"胞藏冷"与"胞冷血涩"立论。仅仅从以上的举例，可见我们的祖先很早就很重视胞宫自身直接感受邪毒引起的病变。我们应该在继承的基础上，加以整理提高。当然，强调胞宫自身发病的病因病机，并不否认脏腑、经络、气血对妇科特有生理、病理的影响。脏腑经络发生了病变，可以导致胞宫藏泻功能的失常；同样，胞宫发生了病变，也可以引起脏腑经络功能的不和。根据临床所见，五脏不和而导致妇科的病变，属虚属寒或虚实夹杂的为多；胞宫感受外界邪毒，自身直接发生的病变，往往多属实属瘀。胞宫病变的发生，既然有直接和间接两方面，因而对于妇女的生理特点，从广义来说，是经源于肾，是五脏之精气所化；从狭义来说，应该是经生于胞宫，行于胞宫；以人体而言，五脏是构成人体的核心，是生命的主宰；从妇科特有的生理来说，则当以胞宫为中心了，没有胞宫的存在，便没有月经、带下、孕育、分娩等生理现象。

经、带、胎、产的发病，既然有直接和间接两方面因素，因而在治疗上，便有所不同。间接因素方面，其治疗当以调理脏腑气血为主，如肝失疏泄，不能贮藏调节血量，当以疏肝解郁，养血柔肝为法；脾虚不健，运化统摄无能，宗乎健脾升清，益气固摄；肾虚不固，当别阴阳，阴虚者滋，阳虚者温，协调其阴阳，以固其主蛰封藏之本；心血亏损，神不安宁，当以益气养血，补心宁神为法；肺失宣发，治节失司，不外乎补气或清润为佳。总以达到五脏功能正常，气血调和为贵。若是六脉平和，神色形态无异常，脏腑气血本无病变，而由外界邪毒秽浊之气直接损伤胞宫而为病者，当辨别其寒热虚实，瘀之久暂，毒之轻重，邪之深浅，然后论治立法。如癥瘕积聚属寒凝者，当温经散寒，暖宫化瘀；属热结者，又当以清化行血为佳；新伤瘀血，多以行血活血为法；瘀积日久，正虚邪实者，当以温脏暖宫为主，佐以活血；湿浊停滞，带下黄白相兼，质稠秽臭，阴痒难忍者，当以清热燥湿，解毒杀虫为法。由于胞宫自身感受邪毒而发生的病变，偏重在局部，除了内服药之外，还要结合外治之法，如熏、蒸、洗、敷等，则疗效尤佳。人体是有机联系的整体。在对胞宫局部治疗的同时，应注意不能忽视各个脏腑对胞宫的作用。如有些病例由于寒湿侵袭胞宫而引起的经痛或经闭，往往通过"温肾暖宫"而收到预期的效果。目前最大的困难，除了部分外用药，能直接用于胞宫病变之外，在内服药方面，究竟哪一些对胞宫病变的直接作用最大，它的药理如何，则有待今后进一步地探讨。

4

总之，胞宫是"奇恒之腑"之一，能藏能泻，以行为常，以通畅为顺，经源于肾而生于胞宫。

论 奇 经

奇经，就是督脉、冲脉、任脉、带脉、阳维、阴维、阳跷、阴跷八脉的简称。由于这八脉的循行，分布、配属与十二经脉有所不同，在生理上有其独特的作用，在病理的变化上亦有其特殊的表现，所以称之为"奇经"，即是说与十二正经有所区别。现在就奇经的重要性、奇经与妇科的关系、奇经的用药等问题，谈谈个人的肤浅体会。

一、奇经的重要性

奇经八脉是经络的重要组成部分，它在人体的重要性，可以从三方面来理解：

其一，辅助正经，调节气血：奇经八脉的循行，交叉贯串于十二经脉之间，与十二经有直接的联系。督脉之大椎穴，为手、足三阳经脉汇合之处，而手、足三阴经脉，则皆会于任脉之膻中穴，故称督脉"督一身之阳"，"为阳脉之海"，任脉"主一身之阴"，为"阴脉之海"。任、督二脉分别贯串于人身的腹背中线，上头入脑，统辖着阴阳十二经脉。冲脉下行至足，上行至头，为总领气血的要冲，故有"冲脉为血海"，"冲脉为十二经之海"之谓。其他五脉亦交贯于十二经脉之间，当十二经脉气血满溢之时，则可流注于奇经八脉，储蓄备用；不足之时，则由奇经灌注以补充。《难经》喻之十二经脉如"沟渠"，奇经八脉为"深湖"，确是切当。足见奇经八脉能辅助十二经脉，调节一身的气血。

其二，维系阴阳，保持平衡：奇经八脉通过十二经与脏腑有间接的联系，所以奇经八脉对人体阴阳的协调，气血的平和，起着重要的作用。例如带脉环腰一周，有如束带，能约束前后左右诸脉；阳维则维系诸阳，主一身之表；阴维则维系诸阴，主一身之里。阴阳自相维持，则全身之经脉调和；阴蹻和阳蹻，是有轻健矫捷之意，阳蹻主人身左右之阳，阴蹻主人身左右之阴。只有奇经八脉的功能正常，才能维系一身之阴阳，促进气血流通，保持平衡蹻健。要是两蹻、两维失调，就会产生运动失常的病态，人的站行，便会摇摆不稳。

其三，胞宫和脑，奇经维系：奇经八脉与奇恒之腑有密切的联系，尤其是冲、任、督、带四脉与胞宫、脑髓的关系更为突出。因为带脉环绕腰部一周，能约束冲、任、督三脉的协调。冲、任二脉皆源于胞中而上行至头；督脉起于会阴，沿脊椎上行至风府穴，进入脑中，并由项上巅循前额下行鼻柱至人中，与任脉交会于承浆穴，负责阴阳营卫气血津液的调节。奇恒之腑之所以能贮藏阴精，头之所以能舒爽精明，审辨万物，除了依赖五脏六腑的功能之外，亦与奇经八脉的作用分不开。在这里，还要特别说明的，在强调奇经与脑、髓、胞宫直接关系的同时，并不否认奇经与五脏六腑的间接关系。例如胃和冲脉同是五脏六腑之海，但前者储藏水谷，后者储藏精血，水谷精微为精血的物质基础，没有水谷的精微，精血便无从化生，所以习惯叫做"冲脉隶阳明"。张景岳把胃和冲脉同属月经之本，叶天士有"八脉隶肝肾"之说，足见奇经与脏腑的关系，虽然是间接的，但仍然很重要。

二、奇经与妇科

妇女以血为本，以血为用，奇经八脉既然能辅助十二经调节气血，又与胞宫、脑、髓等有直接的联系，因而妇女的经、带、胎、产都与奇经八脉息息相关。"女子二七而天癸至，任脉通，太冲脉盛，月事以时下，故有子，……"（《素问·上古天真论》）妇女月经的正常来潮，婚后受孕而能足月顺产，除了依赖肾的封藏功能之外，还与任脉的通畅、太冲脉的旺盛、督脉的统摄、带脉的约束有密切的关系。如冲脉血海空虚，则月经不调，经行量少，或孕则胎萎不长；血海气滞不利，则少腹、小腹胀疼，月经不行；任脉气虚，则不能妊养胎元，可引起月经过多、崩漏、胎漏等冲任亏损之变；督虚不固摄，带脉失约，即有腰腿酸痛、月经漏下不止，或带下绵绵、不孕、堕胎、小产等。阴阳维脉和阴阳跷脉，有维系调节全身左右表里阴阳的作用，如阴阳维、阴阳跷发生了病变，则阴阳经失去固束维系之力，因而气血不和，阴阳失调，在妇女也会发生经、带、胎、产的病变。

在探讨奇经对妇科重要性的同时，不要忽视五脏在妇科中的作用。脏腑的功能是否正常，可以影响到奇经，进而影响到妇女的经、带、胎、产。但另一方面，我们应看到，奇经八脉既然有它独特的生理作用，因而也有它独特的病变。脏腑的病变，可导致奇经的病变；而奇经的病变，同样也可以引起脏腑的病变。例如肝不藏血，脾不统血，肾气亏损，可导致冲任不固而有月经过多、崩漏、胎漏、滑胎等病；冲任的损伤，除了经、带、胎、产的病变外，还可导致脏腑功能失常而出现寒热、呕吐、头晕、失眠、心烦、心悸等症。所以不能强调某一方面而忽视另一方面，应该局部与整体并重，奇经与脏腑并重。

三、妇科的奇经用药

任何疾病的治疗，都离不了辨证论治，但在辨证论治的基础上，根据脏腑经络的特性，采取对某脏某经有特殊作用的药物，也是很重要的。奇经既与十二经、胞宫、脑髓有直接的联系，因而治妇科病，必须注意奇经用药。我们不能仍然囿于"八脉隶肝肾"，治肝肾之药便是奇经之药，从临床实践看，有些治肝肾之药，并不能尽达奇经。所以，清代温病大师叶天士有"论女科，须究奇经"之说，他对奇经的用药，有较全面的论述。现在结合个人的体会，举出一些临床中常用的奇经用药。

冲脉用药：冲脉为血海，冲脉为病，以血为主，多用补血、活血、通络、化瘀、镇逆之品，如当归、首乌、桃仁、益母草、延胡索、香附、半夏、紫石英等。

任脉用药：任主胞宫，任脉为病，与阴血有关，多用滋阴养血之品，如龟板（胶）、阿胶、杜仲、沙蒺藜、菟丝子、枸杞子、茺蔚子、核桃肉等。

7

督脉用药：督为阳脉之海，主持一身之阳经，若督脉阳虚，多用益阳温煦之品，如鹿角胶、鹿角霜、紫河车、桂圆肉、熟附子、肉桂、巴戟天、锁阳等。

带脉用药：带脉为病，多用温涩之品，如桑螵蛸、鹿角霜、覆盆子、金樱子、白术、怀山药、赤石脂等。

以上冲、任、督、带用药的举例，亦不外乎是肝、脾、肾的常用药。但我们应该看到，如果从脏腑出发用药，必须有脏腑亏损的病变，若是依据奇经用药，不一定伴有脏腑病变。例如阳虚宫寒不孕之妇，往往脉证并无明显的异常，仅仅有性感低落、月经色淡等变，便可用温暖奇经之品，如紫河车、鹿角胶、蛤蚧、归身、小茴香、熟附子、肉桂等。至于阴维、阳维和阴跷、阳跷的病变，相对来说，与妇科的病变关系不大，历代对其用药论述不多，个人体会亦肤浅，这里也就从略了。

总之，奇经八脉有独特的生理作用，也有独特的病变，尤其是与妇科关系密切。我们既要重视到"八脉隶肝肾"，治肝肾之药即是治奇经之药外，还要注意奇经的病变及其用药的特殊性。事实证明，在妇科疾病的治疗上，如果脏腑、奇经并重，既注意通过治肝肾达到治奇经，又注意奇经用药的特殊性，则其疗效较为迅速。目前，亟待我们探讨的是进一步充实提高奇经用药，以便更好解除病员的痛苦。

论脏腑学说与妇科的关系

脏腑学说主要是研究人体生理功能、病理现象及其相互关系的一门学说。人体的生命活动，都是起源于内脏的生理功能活动，内而饮食消化、血液循环，外而视听言行、肢节运动。实质上就是人体整个的生命活动。妇女以血为本，血旺则经调子嗣。心主血，肝藏血，脾统血，而血来源于水谷的精微所化。可见妇女的经、带、胎、产与脏腑的关系极为密切。

肝为风木之脏，内寄相火，体阴而用阳，具有疏泄气机、储藏调节血液的作用，为冲任二脉之所系。肝气条达，则脏腑安和，气血津液生生不息；肝血充足，气机冲和，则冲任脉通盛，月事得以时下，已婚育龄妇女，易孕而胎壮，分娩顺利，产后乳汁充溢。倘若肝失疏泄，肝郁则诸脏皆郁，气机怫结，则诸病丛生，如经行前后不定，量多少不一，甚则崩漏或经闭不行，已孕则多有胎萎不长、堕胎、小产等之变。不论从肝的生理功能或病理变化，都说明肝在妇科中的地位是十分重要的。所以叶天士强调"女子以肝为先天"，确是卓识之论。

病例一

黄某，女，21岁，学生。

十三岁月经初潮，一向周期、色、量、质正常，经期中无不适。近因毕业考试将临，情绪紧张，作息失常，已二月无经行。三天来头晕腰痛，心烦易躁，夜难入寐，寐则多梦，胃纳不振，大便干结，小便淡黄，脉象细弦，舌质淡红，苔薄黄。

肝藏血而主谋虑，患者因思虑过度，思则气结，以致肝气抑郁，故月事不能以时下；郁久则化热，相火内动，经水欲行而不能行之际，故心烦易躁，腰痛楚楚。本《笔花医镜》"养血疏肝"之法，以柴胡疏肝散加味治之。

归身12克，柴胡5克，白芍9克，枳实6克，香附6克，川芎6克，益母草20克，黄精12克，薄荷3克（后下），怀牛膝6克，甘草3克。

此为肝体、肝用合治之法，并用益母草、牛膝之通降，服药二剂，经水即来潮，诸症消失，精神舒爽。

按：心为火热之脏，为五脏六腑之主，主血脉而司神明。"主明则下安"，心的功能正常，能协调各个脏腑的功能活动，气血流通，神志爽朗，思维敏捷，保持人体的健康。反之，"主不明则十二官危"（《素问·灵兰秘典论》），不仅发生神志和血脉的各种病变，而且导致各个脏腑的功能失调，所谓"心

9

动则五脏六腑皆摇"(《灵枢经·口问》)。妇女以阴血为主，胞脉属心而络于胞中，心主血脉、神明的功能如何，将直接影响到妇女的生理活动和病理变化。心神畅达，心阳之气下降，心血下交于胞中，则月经按期来潮，胎孕有期。倘若忧愁思虑太过，以致暗耗心阴，营血不足，神志郁结，胞脉不通，气血不能下达于胞宫，血海空虚，则月经不调，甚或闭止不行，胎孕艰难，如《素问·评热病论》："月事不来者，胞脉闭也。胞脉者，属心而络于胞中，今气上迫肺，心气不得下通，故月事不来也。"月经的通行或闭塞，虽然有多种的原因，但总的来说，是与心主血脉的运行息息相关。

病例二

韦某，女，36岁，南宁某厂干部。

往时月经基本正常，经中并无不适。自随爱人调邕工作迄今半年，月经闭止不行，自觉并无所苦，睡眠、胃纳、二便一般，脉细数有力，苔薄白，舌质如常。

患者平时月经本无异常，自调邕工作之后，实由于环境变迁，生活骤变，公私事务，肇端从新，难免暴喜多思，"喜则气缓"，"思则气结"，以致心阳之气不能下达胞脉，胞脉闭塞，故月事不行。其所以无所苦者，以病在神而不在形故耳。拟芳香辛开，温通血脉为法，以通窍活血汤加减治之。

当归9克，川芎5克，桃仁6克，红花6克，老葱9克，桂枝6克，佛手9克，石菖蒲5克，远志5克，益母草15克，炙甘草5克。

上方水煎服三剂，经水即行。

按：脾居中焦，性属湿土，为后天之本，主运化而升清，输送水谷精微于心肺，化为津液气血，故称脾为气血生化的源泉。脾气健运，则气血的生化源源不息，使气血循经脉而运行，上输心肺，下达肝肾，外灌四旁，保证各个脏器和四肢百骸得到充足的营养，从而支持人体的生命活动。倘若脾气虚弱，运化失常，统摄无能，往往月经来潮前后不定，量或多或少，甚则崩漏或闭经等之变；脾阳不振，不能运化水湿，湿浊下注，则带下绵绵，湿邪泛溢于肌肤，在孕妇则为子肿；脾气下陷，血亏不养胎，往往有堕胎、小产之虞。可见脾气的盛衰盈亏，都直接影响到妇女的经、带、胎、产。

病例三

赵某，女，32 岁，南宁市某门市部售货员。

经期前后不定，量多少不一，色淡质稀，经期眼胞及四肢轻度浮肿，平时带下量多，色白质稀，神倦嗜卧，四肢乏力，纳差，便溏，舌苔薄白，舌质淡嫩，脉象虚迟。

脾虚不统血，故经行前后不定，量多少不一，脾阳虚则不化湿，故带下绵绵，经行浮肿，余亦为脾虚之征。拟温肾健脾之法，药用附子汤加味。

制附子 9 克（先煎），白茯苓 9 克，白芍 12 克，党参 15 克，益智仁 9 克，台乌药 9 克，当归身 12 克，炒谷芽 15 克，炙甘草 6 克。

上方为经、带合治之法，守方出入，每天水煎服一剂，连服九剂，胃纳转佳，大便正常，精神良好，经行周期、色、量均正常。

按：肺为乾金，主持一身之气而朝通百脉，有宣发肃降的作用。肺气宣发，才能输送气血津液于全身，以营养各个脏器；肺气肃降，才能通调水道，下输膀胱，保持人体水液的输布排泄；肺主气而朝百脉，气为血之帅，气行则血行，周流全身，循环不息。若肺虚气弱，宣发肃降功能失常，不能朝通百脉，则心主血脉不畅，常有胸胁苦满，甚则闪痛；肝失疏泄，不能储藏调节血液，因而常常有月经不调、崩漏或闭经；子病及母，以致脾失健运，湿浊下注，带下绵绵；脾不统血，则月经前后不定，量多少不一，甚则经闭不行；肺主气，气之根在肾，肺气虚弱，则可导致肾气封藏无能，便有月经过多，崩

11

漏；在孕妇则多有堕胎、小产之变。

病例四

孙某，女，28岁，南宁市某中学教师。

患肺结核病二年，经治疗肺结核病灶钙化，但尚感疲劳，四肢乏力，经行错后二至三周，量少而色淡，两天即净，胃纳一般，二便正常，脉虚细，苔薄白，舌质淡，体质消瘦。

肺痨虽有好转，但元气尚未恢复，肺气未充，治节无能，故疲倦乏力，经行错后而量少，拟益气养血为法，药用圣愈汤加味。

炙北芪20克，潞党参20克，当归身9克，川芎6克，熟地15克，白芍5克，佛手5克，益母草9克，红枣10克。

上方每日一剂，连续守方出入煎服半月，经行周期、色、量正常，再以异功散善后。

按：肾为先天，乃水火之脏，是元阴元阳之所出，有藏精、主水、主骨及生髓的作用。肾的功能正常，则能主宰人体的生长发育及其生殖的活动。《经》云："肾气盛……天癸至，任脉通，太冲脉盛，月事以时下，故有子。"要是肾气不足，精血衰少，肾的主蛰封藏无能，则往往经行量多，崩漏，带下质稀如水；"胞脉系于肾"，在孕妇则多有小产、滑胎之患。所以肾气的强弱，是决定经、带、胎、产的关键。肾气充沛，作强封藏功能正常，则康健无恙；肾气虚弱，则百病丛生。

病例五

黄某，女，35岁，南宁市公共汽车售票员。

结婚十年，三次堕胎，现又受孕二月余，阴道少量出血已三天，色淡红，小腹胀堕，隐隐而痛，腰脊酸痛，腿膝软弱，面色苍白，头晕耳鸣，胃纳一般，大便正常，小便较多，脉虚细，苔薄白，舌质淡。

患者多次堕胎，其原因未明，但据现在脉证，乃属肾气虚弱，封藏不固，故孕后二月余而漏红，此为胎漏之兆，仿寿胎丸加味。

菟丝子20克，桑寄生9克，川续断9克，川杜仲9克，阿胶珠12克，太子参20克，荷叶蒂6克，缩砂仁3克。

上方每日煎服一剂，连服三剂，出血即止。以后转用泰山盘石散出入，以善其后，足月顺产一婴。

按： 除了以上从五脏的生理及病理说明五脏与妇科病的密切关系外，六腑的传化和奇恒之腑的藏泻功能如何，当然也影响到妇女的生理和病理，其中以胃、女子胞以及冲脉的关系更为密切。不过五脏与六腑互为表里，奇恒之腑通过经脉与五脏相连，所以以五脏为中心，也包括六腑和奇恒之腑在内了。

总而言之，心主血，肝藏血，脾统血，肺主气而朝百脉，肾藏精，精血同源。妇女以血为主，其经、带、胎、产、乳等与血有密切的关系，而血来源于水谷的精微，尤其是血的生成和运行循环，更要有脾的生化、心的总统、肝的藏受、肺的宣布、肾的施泄的协同作用，才能完成的。所以说五脏的生理活动和病理变化，都直接或间接影响到妇女经、带、胎、产的变化，它们的关系是非常密切的。

13

论　妊　脉

妇女以血为主，以血为用，脉为血之府。当妇女受孕之后，由于生理上的特大变化，除了有月经停止、厌食、恶阻、疲倦等一系列的妊期表现之外，在脉象上也有一定的变化。一般认为妊脉多滑，其实孕妇脉象的表现如何，虽然有多方面的原因，但我个人的体会，是取决于三方面的因素：一是体质的强弱；二是季节的次序；三是妊期的早晚。

人的禀赋有刚柔勇怯之分，体质有强壮与羸弱之别，凡是气血充盛、阴阳洽调、活跃喜动之妇，孕后脉象多见滑而略数；反之，若是气血不足，身体瘦弱，静顺少动之孕妇，虽然同样受孕，其脉仍不见滑象，甚或反现沉细虚弱。可见受孕后在脉象之所以有滑数与虚弱之分，是和气血的盈亏、阴阳的盛衰有密切的关系。阳生阴长，气能生血，阳足气充，则其脉多滑而略数，阳衰气弱，阴血生化不力，则其脉多现不足之象，即所谓"有诸内必形于外"之意。

四时气候有春温、夏热、秋凉、冬寒之不同，人是自然界生物之一，不可能脱离自然界而孤立存在，无论是生活起居，精神活动，都与四时的生、长、收、藏自然环境有极为密切的关系。春夏气候，由温到热，阳气升发，人体腠理疏泄，气血趋向于外；秋冬气候，由凉而寒，阳气潜藏，人体腠理致密，气血趋向于内，故《内经》对脉象有春浮、夏洪、秋毛、冬石之分。当朔风砭骨、天寒地冻冬令来临之际，纵然是禀赋本强之怀孕妇女，其表现的脉象亦多见沉滑或和缓；若是气血不足，体质本弱，其脉多是沉细，甚或虚弱。同时，由于方土有东、南、西、北、中之分，水土环境不尽相同，人们有不同的风俗和生活习惯，因而对人体的生理变化，气血的运行，孕妇的脉象，也都有一定的影响，这是必须加以注意的。

前哲对妊脉有不少的论述，各有见地，如《内经》有"少阴脉动甚"之说，《金匮要略》则认为"妇人得平脉，阴脉小弱"，《脉经》则云"脉平而虚者，乳子法也"，《四言举要》："尺脉滑利，妊娠可喜"。这些脉象的叙述，"动甚"、"滑利"是有余之脉；"小弱"、"虚"为不足之征。一为有余，一为不足，究竟孰是孰非？我个人的体会，两者都有道理，其说法之所以不同，关键在于孕妇在受孕初、中、晚期生理上的不同变化。一般来说，当受孕初期，在一到三个月之内，胎元初结，胎气未盛之时，气血骤然归宫养胎，相对来说，尺脉仍较寸、关脉为弱，所以"妇人得平脉，阴脉小弱"，意即尺脉虽然小弱，但寸关之脉是平脉的，亦即《素问·腹中论》"身有病而无邪脉"之意，虽"平而虚"，仍然是正常的生理状态。妊娠到中、后期，胎元愈长，胎气旺盛，脉搏便逐渐出现滑象，亦即《素问·平人气象论》"妇人手少阴脉动甚"之意。总而言之，在受孕的初期，纵然禀赋本强之体，滑脉也是不多见，必待中、后期，胎元长大，胎气旺盛，这时的脉象，不仅滑而且略数。如果体质瘦弱，怀孕到中、后期，脉搏仍然是虚细不足之象。说明气血不足以养胎，就要注意养胎保胎，防止堕胎，小产之变。

妇女怀孕，本是生理的现象，其脉搏的表现，应该是平脉，而不是邪脉。但由于人体禀赋的不同，方土环境、生活习惯、时序变更等的差异，往往出现虚实相反的脉象，在临证时，既要注意"必知天地阴阳，四时经纪"，又要详审"贵贱贫富、各异品理；问年少长、勇怯之理"（《素问·疏五过论》），"切脉动静而视精明，察五色，观五脏有余不足，六腑强弱，形之盛衰"（《素问·脉要精微论》）。结合孕妇体质的强弱，妊期体征的表现及气候变化、地理环境等全面地分析归纳，然后加以肯定，不要一见滑脉，便谓是妊娠。因为滑脉既主生理，也主病理。同时还要注意体质羸弱的妇女，虽然不见滑脉，但出现月经停止、厌食、恶阻、疲惫等一系列怀孕的体征，也应加以详审，不要孟浪从事，反而招致不良的后果。

论六经辨证在妇科病的运用

六经辨证是《伤寒论》的核心，是其主要构成部分，它固然是探讨外感疾病的传变规律和论治的依据，同样可用于其他杂病的辨证论治。

一、外感病和内伤病证候的产生，都是邪正斗争的表现

疾病的发生和变化，虽然是非常错综复杂，但总的来说，

是人体生理功能在某种程度上受到破坏，以致形成气血不和，阴阳失调的异常局面。导致这种异常局面有两种原因：一是脏腑功能的失常；二是各种致病因素对人体的影响。我们前人认为"正气存内，邪不可干"（《素问·刺法论》），"邪之所凑，其气必虚"（《素问·评热病论》）。这里所指的"正"、"气"，便是指脏腑经络气血津液的盛衰盈亏而言；所谓"邪"，即是指外感六淫之邪，或七情过极，房室劳倦等而言。疾病发生和发展的全过程，即是病邪与人体正气斗争的过程，邪正的消长，决定疾病的寒热虚实，"邪气盛则实，精气夺则虚"（《素问·通评虚实论》），一个证候的产生，就是生理异常和病理变化的反映。不论外感疾病或内伤杂病，都是以经络脏腑为基础的。《伤寒论》的六经辨证，也不能局限于经脉，因为经络是全身气血运行的道路，它内属脏腑，外络肢节，内脏发生了病变，可通过它所属的经脉和苗窍反映出来；同样，某一条经脉气血运行的失调，也会影响到它所属的脏腑。所以《伤寒论》的六经病变，不仅有循经传、越经传、直中三阴等之分，而且有合病、并病和由经传腑等之别。例如太阳经邪热传里，邪热与血搏结于下焦而出现少腹、小腹硬痛，小便自利等之蓄血证。

外感病和内伤病有极为密切的联系，是能相互影响的。一个多年哮喘的病人，每逢气交之变，最易外感，同样，外感咳嗽久治不愈，最易损伤肺络，甚或导致肺痿之变，外感之中有内伤，内伤之中有外感，两者致病因素来源，尽管有所不同，但在病变上仍然很难绝对分开。因为六经辨证的三阳病属阳，在经在腑，多具有恶寒发热或往来寒热或但热不寒等表、热、实证；三阴病属阴，病变多在脏，常见但寒不热等里、虚、寒证。三阳经病，虽然以实证为主，但尚有太阳为表，阳明为里，少阳半表半里之别；而三阴经病，虽然以里虚为主，但太阴则以脾土虚寒为主证；少阴则以心肾阳虚为多见，并有寒化、热化之分；厥阴则以虚实互见，寒热错杂，而且以发厥为特点。由于六经辨证与八纲辨证有密切关系，在《伤寒论》中，汗用麻、桂，吐用瓜蒂，下用承气等，和用小柴胡，温用理中、四逆，清用白虎汤，消用桃核承气，补用复脉等方剂。

总之，疾病的发生和发展及其治疗等的全过程，都说明了外感疾病，虽然邪是自外而入，主要以六经辨证为主，但仍然离不了以脏腑经络辨证为基础，所以说外感病和内伤病的致病来源，尽管是有内、外之分，但其归根均是以脏腑经络为基础，是邪正斗争的表现。

二、六经病变与妇科病变的联系

妇女经、带、胎、产等的病变，一般来说由于脏腑和奇经八脉功能失常，气血不和，冲任亏损所引起，因而在临床上多以脏腑辨证为主，但《伤寒论》的六经辨证，既然是以脏腑经络为基础，所以六经辨证同样可以说明妇女的病变。

太阳为六经之藩篱，主人身之体表，当外邪自表而入，首先表现的是头项强痛、恶寒、脉浮等的太阳经病，又称表证。但太阳之腑，便是膀胱，如经证不解，邪热内传膀胱，邪热与水或血搏结，就有太阳蓄水证或蓄血证等之变。妇女以血为主，其月经的病变，虽然有多种原因，但经者血也，治经不离治血，凡属瘀积引起的经行错后，少腹、小腹硬痛，均可仿蓄血证之法施治。又太阳经脉分布在项背而统摄营卫，与少阴相为表里。腰为肾之府，背俞为脏腑气血转注之处，不仅太阳表邪可见于项背，同样，内脏的病变，也可以从项背反映出来，如屡次滑胎之妇，多有腰脊胀坠如折之感，治之当用温养冲任，固肾安胎之法。又太阳寒水主气，其见证以寒、水、湿为多。妇女的带下病，其原因虽多，但均以水、湿为主，治之多用温肾利水或扶阳化湿之法；婚后多年不孕，如属阳虚宫寒，每每用温肾暖宫之法而收功。总之，"背为太阳之主"，"心为太阳之里"，"太阳之根，即是少阴"（《伤寒论翼·太阳病解》）。太阳的病变，不仅局限于经脉，而且与脏腑气血息息相关，所以同样可用于妇科病的辨证论治。

阳明为多气多血之经，燥金主令，病多燥热，但由于阳明为传化之腑，与太阴湿土相为表里，因而也有属于虚寒的。脾胃是气血生化之源，而冲脉主血海，隶属阳明。凡属脾胃虚弱，血源不足而致月经不调者，每每用调养脾胃，建其中气而收功。又妇女经前呕恶，头晕目眩，如坐船中，多属水饮不化，停聚中州，浊气上逆而致之，常用温中化饮、降逆止呕之法，如吴茱萸汤之类治之；胃为燥土，以和降为顺，如产后恶露不尽，瘀血内阻，以致胃失和降而燥实发热，大便不通，少腹硬痛者，亦可用桃核承气汤泻热通便，活血化瘀，从而收到大便通、瘀血尽之效。总之，"阳明居中，主土也，万物所归"，不论阳明之燥热或虚寒，均可导致妇女的病变，所以根据阳明病的传变规律，同样可以在妇科病临床中应用。

少阳分布于胸胁，位居半表半里，与厥阴风木相为表里，内寄相火，故论中有经水适来适断，邪热内陷血室，与血相搏，因而有用小柴胡汤和解少阳，有针刺期门，以泻肝经之邪。在临床中，凡是经行前后不定，胸胁苦满，乳房胀痛，或经行之时头晕目眩，乍寒乍热如疟状者，常用和解少阳、调理肝气而收到预期的效果。总之，少阳主枢，能开能阖，凡是又表又里，寒热错杂，虚实互见之病变，均可用和解之法，故小柴胡汤不仅为少阳病立，亦为其他杂病之宗方。

太阴湿土主气，病变为中焦虚寒，内属脾、肺二脏，脾肺气虚，不能宣化水湿，则不能食而带下绵绵；脾虚不统血，则导致月经过多，甚或崩漏；脾虚不升，则有胎漏之虞。故健脾调经，温中止带，益气安胎，均为临床常用之法。总之，妇女以阴血为本，但有余于气而不足于血，太阴为阴中之至阴，主运化水谷，而为气血生化之源，妇女经、带、胎、产的病变，多与脾虚不运不升有关。

邪入少阴，总的来说，是属全身性虚寒证，以无热恶寒、但欲寐、脉微细等为主要脉证。但少阴内属心肾二脏，兼水火二气，故亦有"心烦、自利、呕渴"等的热化证。肾为作强之官，为先天的根本，肾气盛则太冲脉血海充溢，任脉通畅，月事以时下；反之，肾气亏损，则经闭不行或崩中漏下；肾主水而为封藏之本，肾阳虚衰，则水湿不化而形成湿浊带下，在孕妇则有堕胎、小产之变。心为君主之官而主血脉，心阳抑郁或虚弱，不能生血通脉，则有经闭不行等之变。总之，少阴为水火兼气，证多寒热杂居，其病变多在心肾二脏，肾藏精，心主血，精血互化，妇女以血为主，其经、带、胎、产的病变，可与心肾有关，故常用温肾扶阳或养血宁心之法。

厥阴为三阴之尽，是风木主气，其见证以厥、利为主。厥阴内属肝脏和心包。肝失疏泄，心神抑郁，均能导致月经、胎产等的病变，如肝血不足，则胎萎不长；心神抑郁，则月事不行；产时出血过多，精明失养则有血晕、郁冒等之变。总之，厥阴是阴尽阳生，证为寒热错杂，虚实互见，病情骤急而变化多端，故仿其法以治妇女虚瘀并见的产后病或变化无常的月经病，均收到满意的效果。

三、六经辨证在妇科病运用的举例

妇女经、带、胎、产的病变，一般来说，多属内伤为病，因而当以脏腑辨证为主，但六经辨证也离不了脏腑为基础，所以也可以根据六经辨证的法则来进行论治的。兹举例如下：

（一）经行感冒

病例： 黄某，女，35岁，某厂工人。

一年来经行周期基本正常，色量一般，但每逢经行之时则感冒。现经行第一天，头晕痛，鼻塞，泛恶欲呕，肢节腰脊酸疼，苔薄白，舌质淡润，脉沉不浮，证属经行正虚，"荣弱卫强"，腠理不密，邪得乘虚而入，脉之所以沉而不浮，是血虚不充形，故可仿桂枝汤治之。

归身 12 克　川芎 5 克　桂枝 5 克　白芍 5 克　生姜 5 克　炙甘草 5 克　大枣 5 克

每日水煎服一剂，连服三剂，嘱经前服三剂，防病重于治病。坚持半年，病不再发。

按：桂枝汤本为太阳中风表虚证而设，本例取其解肌发汗，调和营卫而收功，所以加入归、芎者，妇女以血为主，治经不离血，归、芎温而辛窜，温则生血，辛则通血脉，桂枝汤得之，则其效益彰。

（二）经漏不止

病例：农某，女，32 岁，某小学教师。

三年来经行前后不定，量或多或少，色暗红而夹紫块，每次持续 7～12 天始净。本次经行已八天，仍淋漓不绝，色暗淡，夹小块，小腹绵绵冷痛，脉涩而不匀，苔少舌干，证属阴血亏损，气虚不摄血，拟益气养阴，补血止漏之法为治。

20

太子参 15 克　生地黄 20 克　炙甘草 12 克　麦门冬 10 克　珠阿胶 12 克（烊化服）　老姜炭 2 克　肉桂丝 2 克（后下）　益母草 10 克　冬大枣 12 克

每天水煎服一剂，连服三剂而漏止。以后复以《金匮》胶艾汤而善其后。

按：本方乃根据《伤寒论》之炙甘草汤化裁而成。复脉汤本为治伤寒脉结代、心动悸之主方。本例多年经漏过多，脉涩不匀，乃气血已虚之证。故师其方意加减化裁，去桂枝、生姜之温通，改取肉桂、姜炭之温濇，复加益母草之辛苦微寒，实取其化瘀不动血，止漏不留瘀，以其大便不秘，故去麻仁之润通。全方以益气滋阴为主，又佐以姜炭、肉桂之温涩，既能生血复脉，又有化瘀止漏之功。

（三）经前浮肿

病例：韦某，女，40 岁，家庭妇女。

经行错后，量少色淡而质稀已三年，每逢月经将行或经中，眼睑及上肢微肿，时呕恶吐涎，大便溏薄，每日 1～2 次，脉虚细，苔薄白，舌质淡。证属脾肾阳虚，水饮内停，月经将行之时，相火内动，肝木横逆脾土，水饮溢于肌表苗窍。宜温阳补血，化饮止呕为治。

党参 20 克　吴萸 3 克　制附子 9 克（先煎）　炒白术 12克　归身 12 克　川芎 5 克　白芍 9 克，炙甘草 5 克　大枣 10克　生姜 6 克

每天水煎服一剂，连服三剂，并嘱以后经将行时连服 3～6 剂。

按："太阴之为病，腹满而吐，食不下，自利益甚"。本例为脾肾阳虚，气血不足，水饮不化之变，故仿温中补虚之人参汤、温中降逆之吴茱萸汤和补血之四物汤化裁而成，既能温中健脾，降逆化饮，又能收到养血扶正之功。

（四）经行发热

病例：李某，女，24 岁，已婚，汽车司机。

经行第三天，量多，色暗红，乍寒乍热，口渴，胸胁苦满，入夜加剧，脉弦数，苔薄黄，舌质红，此为热入血室之变也，拟和解少阳之枢，泄其邪热为治。

柴胡 10 克　黄芩 5 克　党参 10 克　花粉 10 克　竹茹 5克　当归 10 克　瓜蒌壳 10 克　南丹皮 10 克　生姜 5 克　炙甘草 5 克　大枣 10 克

水煎服，每日一剂，连服三剂。

按：经行正虚，邪热乘虚陷入血室，厥阴与少阳相表里，故以小柴胡汤加减化裁和解少阳，枢机一转，则正气振奋，邪热自退。

21

（五）湿浊带下

病例：马某，女，30岁，已婚，农民。

平时带下量多，色白或黄，质稠秽，近日因田间劳动，复为暴雨淋湿，现腰脊酸胀欲折，肢节烦痛，带下量多，质如涕而有臭秽之气，小便短涩，脉缓，苔白黄厚腻，舌质如平，证属湿热下注，兼有外邪，仿太阳蓄水证之法为治。

绵茵陈20克　桂枝5克　土茯苓20克　白术9克　泽泻12克　猪苓12克　防风5克　独活5克

每日水煎服一剂，连服三剂。

按：《傅青主女科》有"夫带下俱是湿症"之说，本例平素带下量多，足见早有内湿为患，今又为暴雨外湿所犯，内外合邪，阻遏气机，以致湿浊带下，且有化热之势，故仿太阳蓄水证之法为治。以五苓散化气行水，防风、独活、桂枝外解风湿，重用绵茵陈，取其清热渗湿，内外合治，水湿既有去路，则带下自止。

（六）阳虚带下

病例：杨某，女，48岁，蔬菜售货员。

五年来经行前后不定，色淡，量少，平素带下量多，色白质稀如水，多时必须用卫生纸袋，伴有腰酸胀坠，腿膝困软，尿多，便溏，脉沉细迟，苔薄白，舌质淡嫩，证属肾阳虚衰，不能化气行水，药用温肾扶阳，固涩止带之法。

制附子（先煎）12克　茯苓15克　白术12克　益智仁10克　党参15克　白芍10克　台乌药9克　怀山药15克　桑螵蛸5克

每天水煎服一剂，连续三剂。

按：少阴病有热化、寒化之分，本例乃一派脾肾阳虚之证，故宗"少阴病，得之一二日，口中和，其背恶寒者，当灸之，附子汤主之"之旨，取附子汤温肾健脾。肾主水，脾主湿，湿泉并治，复加缩泉丸、桑螵蛸之温涩，则其效可期。

（七）妊娠恶阻

病例：赵某，女，28岁，卫生院护士。

受孕二月余，恶闻食臭，每食入则吐，心烦，时吐痰涎，质稀薄，脉细缓，苔薄白，舌质如平。证属胎气上逆，胃失和降，拟桂枝汤调和阴阳，治其营卫为治。

桂枝5克　白芍5克　生姜10克　炙甘草5克　大枣10克

每天水煎服一剂，连服三剂。

按：《金匮》有"妇人得平脉，阴脉小弱，其人渴（呕），不能食，无寒热，名妊娠，桂枝汤主之"。本例所见脉证，乃属胃气虚弱，胎气上逆，不能和降而导致的呕吐，故取桂枝汤之辛甘以化气而调营卫，和阴阳，胃气得降，则呕吐可止。

（八）妊娠失眠

病例：莫某，女，30岁，某印刷厂工人。

平素夜难入寐，寐则多梦，孕后四月余，经常失眠，每晚仅能入睡2～3小时，头晕目眩，心烦心悸，口苦咽干，但不多饮，脉细数，苔少，舌红。证属阴虚于下，阳亢于上，心肾不交之变。仿《伤寒论·辨少阴病脉证并治法》："少阴病，得之二三日以上，心中烦，不得卧，黄连阿胶汤主之"之意为治。

川黄连3克　黄芩5克　白芍10克　阿胶（烊化）12克　鸡子黄（另焗冲服）2枚　夜交藤15克　麦冬10克

水煎服，每日一剂，连服五剂。

按：心火肾水，水火相济，心肾相交，则寐寤正常，今肾阴不足于下，心阳独亢于上，故不得眠而心烦，特以芩连配鸡子黄清心中之火而补血，阿胶、芍药、麦冬、夜交藤补肝肾之阴而敛神，使水升火降，心肾交合，则当能入寐。

（九）产后汗多

病例：凌某，女，35岁，某旅社服务员。

产后三天，自汗不止，遍身湿透，四肢不温，小腿拘急，恶风寒,小便短少,脉沉细,唇舌淡白。证属营卫两虚,卫阳不固,拟益气扶阳,调和营卫,敛汗止漏之法。

北芪 30 克　制附子(先煎)10 克　桂枝 9 克　归身 12 克　白芍 5 克　生姜 10 克　大枣 10 克

水煎服,每日一剂,连服三剂,汗止肢温,嘱用当归生姜羊肉汤调养善后。

按:《伤寒论·辨太阳病脉证并治》有"太阳病,发汗,遂漏不止,其人恶风,小便难,四肢微急,难以屈伸者,桂枝加附子汤主之。"本例产后自汗不止,汗血同源,阴血亏损太过,则损及卫阳,卫外不固,故汗漏不止而恶风。《难经》云:"气主煦之,血主濡之",阳虚不温养,血虚不濡润,故小腿时拘急;阳虚血少,故脉沉细而唇舌淡白,仿太阳病过汗伤阳之法,以桂枝汤调和营卫,加附子温经回阳,北芪、归身益气补血,阳回表固,腠理致密,其汗自止。

(十) 产后腹痛

病例:廖某,女,25 岁,公共汽车司机。

第一胎剖腹产术后五天,恶露量少,色暗红,夹紫块,少腹、小腹硬痛,按之加剧,潮热,口渴,大便三天未解,苔薄黄干,脉沉实,证属瘀血内停,邪热积滞,拟活血祛瘀,通便泄热之法。

桃仁 10 克　熟军(后下)5 克　桂枝 5 克　元明粉 5 克　益母草 10 克　延胡索 10 克　炙甘草 5 克

水煎服一剂,大便通,少腹、小腹疼痛减轻,防其滑脱,改用桃红四物汤活血化瘀治之。

按:《伤寒论·辨太阳病脉证并治》有:"太阳病……外已解,但少腹急结者,乃可攻之,宜桃核承气汤。"本例剖腹产后,少腹硬痛,且有潮热便秘,故仿太阳病邪热传腑之蓄血证而用桃核承气汤加益母草、延胡索治之。

（十一）产后肢节烦疼

病例：韦某，女，39 岁，某厂技术员。

婚后十五年，曾五次堕胎半产，第六胎足月顺产已月余，现头晕，目眩，耳鸣，关节酸疼，指节有麻感，入夜加剧，气短懒言，精神不振，胃纳、二便尚可，脉虚细，苔薄白，舌质淡嫩。证属气血两虚，筋脉失养，治宜养血通阳之法。

当归 15 克　炙北芪 20 克　桂枝 9 克　白芍 5 克　北细辛（后下）5 克　通草 5 克　炙甘草 5 克　大枣 10 克

每日水煎服一剂，连服三剂。

按：《伤寒论·辨厥阴病脉证并治》有"手足厥寒，脉细欲绝者，当归四逆汤主之"。本例多次堕胎半产，且值新产之后，其气血亏虚可知，故以黄芪、当归益气补血，通草行血中之滞，桂枝汤去生姜之辛散而加细辛，取其通血脉而和营卫，营卫调和，气血通畅，筋脉得养，则疼痛麻木之症即可消失或减轻。

（十二）血虚阴吹

病例：韦某，女，34 岁，某中学教师。

多次人工引产，大产两胎，现头晕耳鸣，肢体困倦，腿膝乏力，口干不欲饮，经行错后，量少色淡，大便干结，3～5日一解，小便正常，但前阴出气有声，如放屁样，无臭味，每日发作次数不等，多则十余次，少则 3～5 次，脉细弱，唇舌淡白。证属血虚风动，以养血柔肝法为治。

归身 15 克　白芍 30 克　首乌 15 克　生甘草 15 克　每天水煎服一剂，连服三剂。

按：阴吹一证，《金匮要略》有"猪膏发煎导之"为治之法，本例多胎之后，津血亏虚，风木失养，肝主风而脉络阴器，血虚而风动于下，故前阴簌簌有声如矢气，血虚则失于濡养，故大便干结、头晕耳鸣诸症丛生。仿《伤寒论》酸甘化阴之芍药甘草汤养其肝阴，缓其肝气，复加归身、首乌加强养血

25

滋阴之功，阴血恢复，肝木得养，疏泄功能正常，则阴吹自停。

论治肝特点及其在妇科病中的应用

任何疾病的治疗，都离不了辨证论治，肝病的治疗，当然也和其他疾病一样，"治病必求其本"。肝为风木之脏，内寄相火，体阴而用阳，主藏血，司疏泄，性喜条达，恶抑郁，主生发阳气，以升为用。同时，肝又为将军之官，易动易升，所以在治肝时，必须根据肝阴易亏、肝阳易亢的特点，多宗以柔养为法。

治肝之法，前人已留下极为丰富的经验。如《素问·脏气法时论》："肝苦急，急食甘以缓之，……肝欲散，急食辛以散之，用辛补之，酸泻之。"《素问·六元正纪大论》："木郁达之"。《难经》："损其肝者缓其中"。《金匮要略》："见肝之病，知肝传脾，当先实脾"。清时王泰林在《西溪书屋夜话录》分有肝气、肝风、肝火三大证治，提出治肝三十法。这些丰富的内容，叶天士归纳为"治用、治体、治阳明"三法。

肝体阴而用阳，治肝必须体、用并重；阳明为水谷之海，主津液的来源，土润则木荣，故治用、治体之外，必须兼及阳明。所谓治用，即是调理肝的功能，舒其肝气。因为"气有余便是火"。肝用不仅有太过，也有不及，但由于肝为刚脏，所以肝用之变，一般多指实证，如头晕、头痛、口苦、吐酸、目赤、耳聋或耳肿等症，是属于肝经实热，肝火上扰，功能亢进的病变，治之当用龙胆泻肝汤以泻肝清热。肝胆相为表里，泻肝即是泻胆通腑，使邪热从胆下泄。又如七情过极，暴怒伤肝，气逆动火，胸胁胀疼，烦热目赤等症，治之常用左金丸、金铃子散之类清肝泻火之外，又常加丹皮、栀子泻胆火而凉血，从而使肝胆之火下降，脏病以通腑气而有出路；此即叶桂所说的"肝用宜泄"之意。

治体，即是指滋补肝血和肝阴的亏损。肾水滋生肝木之体，津血来源于脾胃水谷的精微，肝实质之所以受到损害，除了其他的因素外，实与肾和脾胃有密切的关系。例如脾虚不能健运，肝脏藏血不足，不能濡养肝木而致肝气郁结，证见胸胁胀痛、头晕目眩、神困食少等症，常用逍遥散疏肝扶脾，解郁和营。血虚太甚则加熟地、首乌、黄精之类；血虚而生内热，则加丹皮、栀子，使火从胆腑降泻。又如肝肾阴虚，肝木失养，导致肝气横逆，或肝火上逆，因而证见头晕目眩、胁肋疼痛、目赤、耳聋、苔少舌红、脉弦细数等，治之当用一贯煎或归芍地黄丸以养肝肾之阴。

《临证指南医案》："治肝不应，当取阳明。"《沈绍九医话》："柔肝当养胃阴，疏肝当通胃阳。"可见治阳明是治肝病重要法则之一。所谓治阳明，这里包括脾和胃，因为脾胃是津液、气血生化的来源，当肝脏藏血不足，或肝阴亏损之时，必须通过健脾养血以调达肝气，滋养胃阴以濡润肝急，前者如黑逍遥散治血虚肝郁所致的脘胁作痛；后者如一贯煎滋养肝肾肺胃之阴，以治肝气不舒，胸胁、脘腹胀痛等，都是通过治阳明达到治肝的。

以上论述治肝要治用、治体、治阳明三个方面，其中以治肝用、肝体为主要，前者以疏泄清降为主，如丹栀逍遥散，既能养血解郁，又能清泻胆火，使邪热从胆腑出，亦即"肝欲散，急食辛以散之，辛以补之"之意；后者以柔养阴血为主，如归芍地黄丸以滋阴生肝体，一贯煎以养肝胃之阴以荣肝木，亦即"肝苦急，急食甘以缓之"。

总之，肝木以"敷和"为荣，但肝为风木之脏，为将军之官，主动主升，有刚脏之称，在病变上，肝阴易亏，肝阳易亢。所谓"治肝不难，难在肝阴不足"，即是指此而言。故《类证治裁》有大抵肝为刚脏，职司疏泄，用药不宜刚而宜柔，不宜伐而宜和之说。以柔养之剂，木得之则荣，以调和之法，则肝阳不偏亢。

治肝的方法，既然是以治肝用、治肝体、治阳明为纲，用药以柔和为贵。当妇女的经、带、胎、产发生病变时，是否要治肝？如何治肝？对于这个问题，我认为应该从生理上的相互依赖和病变上的相互影响来研究。

在生理上，肝是藏血而司疏泄，为罢极之本，能生血气，以血为体，以气为用。肝脉络阴器，肝主筋，前阴为宗筋之所会，而妇女以血为本，以肝为先天，"奇经八脉隶于肝肾为多。"肝的功能活动，直接影响到奇经八脉，因为奇经八脉均汇集于小腹下焦，为足厥阴肝和足少阴肾所属地带，督脉、冲脉、任脉皆起于胞中，一源而三歧。督脉行于身之后，总督一身之阳，维护人身的元气，这除了与肾的命门有密切的联系外，还与肝息息相关；冲脉从中直上，主血海，涵养精血，温濡表里；任脉行于身之前，主一身之阴经，主胞胎生育，冲任的功能，除了取决于肾气的盛衰之外，是和肝的生发血气分不开的。带脉环腰一周，能约束诸脉，有赖于脾气的升清和肝气的生发。肝"罢极之本"之极和主筋的功能，能促进阴跷、阳跷对人体的矫健活动；阳维起于诸阳之会，阴维起于诸阴之交，能维系全身的经脉，也是依赖肝肾的功能才能完成。可见奇经八脉与肝肾的关系甚为密切，正如《温病条辨·解产难》所指出："盖八脉丽于肝肾，如树木之有本也；阴阳交构，胎前产后，生生化化，全赖乎此。"肝肾的功能既直接影响奇经八脉，当然也影响到妇女的经、带、孕、育。

在生理上，肝肾与奇经八脉息息相关，因而肝肾功能的失常，必然要波及奇经八脉。奇经八脉失其正常的功能，则导致妇女经、带、胎、产诸病的发生。如肝的疏泄太过，肾失固藏，冲任固摄无能，则月经超前，量多，甚或崩漏不止；肾阴不足，肝血亏少，血海空虚，则经行错后，量少，甚或经闭不行；七情过极，肝气横逆，木强土弱，脾失健运，因而带下绵绵，色黄或赤；"胎之生发，主乎肾肝"，肝肾阴虚，肝的藏血不足，冲任亏损，肝的生发之气不振，常常导致胎元不长；肝火旺盛，疏泄太过，肾的开合失职，督脉失其统摄，带脉不能约束，往往有堕胎小产之变；临产忧思惊恐，情志抑结，肝不疏泄，常常有滞产或难产之变。《医学心悟》曾有保产无忧散为"撑开"之法，实取其养肝血、舒肝气以催产之意。总而言之，妇女的病变，就是奇经八脉的病变，其原因有两方面：一是脏腑气血的亏损（尤其肝与肾），导致奇经八脉的失常；二是奇经八脉自身的病变，如房室纵欲、产育频多、手术损伤、药物局部刺激等，均能直接损伤冲、任二脉。但局部与整体有密切的联系，经脉离不了脏腑，脏腑的病变，固然可以影响到经脉，而经脉的损伤，同样也可以累及脏腑。奇经八脉之所过，主要是肝肾之所属，故不论是生理或病理，肝肾与奇经八脉之间的关系，尤为密切。

根据以上的分析，可见肝在妇女病变中的重要性。现就个人多年来的临床实践，谈谈治肝在妇女病中的应用。

肝的病变，对妇女病的影响，虽然是错综复杂的，但总的来说，主要是气滞血瘀、肝血不足、阴虚阳亢、阳虚不振等方面，因而其治疗在治用、治体、治阳明的大原则下，不外乎调气、化瘀、补血、滋阴、温肝等。

一、舒肝解郁

肝喜条达而恶抑郁。凡症见月经将行，胸胁、乳房、少腹、小腹胀疼，经行前后不定，量多少不一等。此属素性抑郁，或忿怒过度，导致肝气逆乱之变，治宜本法，可用《和剂局方》逍遥散治之。《傅青主女科》谓"逍遥散最能解肝之郁与逆"。以归、芍养血平肝，苓、术、草和中培土，柴胡、薄荷舒肝解郁，陈皮、煨姜暖振胃气，实为"木郁达之"之旨，是治用、治体、治阳明之妙剂。如肝郁乘脾，经行量少或多，色淡质稀，平时带下色白、四肢不温等，宜用《金匮要略》之当归芍药散养血舒肝，健脾渗湿，有血块者，则加香附、元胡、莪术、益母草以调气化瘀；腰脊胀疼者，则加桑寄生、川断、川杜仲以壮腰补肾。

二、温血化瘀

血气喜温而恶寒，凡证见经行不调，经行时少腹、小腹胀疼剧烈，唇青肢冷，经行不畅而夹血块者，此属冲任气虚，寒凝血瘀之变，可用《金匮要略》温经汤加益母草、三棱、莪术治之，从而达到温养冲任，补血化瘀之功。如阳虚宫寒，少腹、小腹冷痛，脉沉紧者，可加鹿角霜、制附子、小茴香、艾叶之类以温肾暖肝。祛瘀之剂，本属攻伐之品，最易耗气伤血，何况妇女本属娇嫩之体，不堪受药物之偏颇，故祛瘀之法，以温化为佳。

三、健脾柔肝

脾统血，为气血生化之源；肝藏血，为冲任脉之所系。凡是血海空虚而证见经行后期，量少色淡，甚或经闭不行者，宜用八珍汤或人参养荣汤治之，以四物汤滋养肝血，四君健脾和中，气血双补。冲任旺盛，血海充溢，则经期自调。人参养荣汤本是五脏交养之方，能促进五脏气血的修复，但其重点仍在归、芍、地养血，参、芪、术、苓、草补气，故名之"养荣"，即含有健脾益气，柔肝养营之意。

四、疏肝清热

带下的病变，有寒热虚实之分，但其终归均为湿邪下注，故《傅青主女科》有"夫带下俱是湿症"之说。凡是症见带下赤白，质稠黏而臭秽，时有阴痒，口干口苦，溲黄而痛，抑郁胁痛者，为肝郁化火，湿热停滞下焦，治之轻则用丹栀逍遥散加截菜、土茯苓、龙胆草以调肝解郁，清热化湿；湿热过盛，质稠秽而阴痒难忍者，宜清肝泻热，以龙胆泻肝汤治之。肝属脏，主藏，邪无可出之路，名为泻肝，实则利胆（胆属腑，以通降为用，肝胆相为表里）泻心（心为肝之子，实则泻其子）以清肝邪，下焦湿热一除，则带下、阴痒自止。

五、滋肾养肝

肾藏精，肝藏血，肝与肾为母子关系，又为精血同源的关系。凡是证见经行或前或后，量多少不一，色淡质薄，面色苍白或晦暗，头晕耳鸣，小腹不温而坠痛，腰膝酸软者，多属房室纵欲，或多孕多产，以致损伤冲任、肝肾亏损之变，治之可用定经汤。傅青主称"此方舒肝肾之气，补肝肾之精"，有调有养，以养为主，养中有舒，肝肾同治，精血充足，则经行正常。又肝肾阴虚，冲任损伤，经行淋漓不断，量少色红，头晕耳鸣或口鼻出血者，宜滋养肝肾以摄血，可用六味地黄丸配二至丸加当归、白芍、桑叶治之。如阴虚生内热，舌红苔少，脉细数者，宜两地汤配二至丸治之。水旺阴复，其虚火自平。

六、温肾暖肝

肾为水脏而主津液，肝肾同是内寄相火，如命门火衰，不能化气行水，因而证见带下量多，质稀清冷，终日淋漓不断，面色晦暗，便溏溺多者，此为肾阳不足，下元亏损，带脉失约，任脉不固摄之变，当用《伤寒论》附子汤加川椒、小茴香、菟丝子、桑螵蛸、益智仁、鹿角霜之类，以温肾暖肝，健脾温涩之法治之，以温则能化气行水，涩则能收敛培元，温涩并用，邪去正复，其效可期。又肾为经水之源，胞宫系于肾，如婚后多年不孕，经行衍期，性感淡漠，甚或厌惧者，此多属肾阳虚衰，肝阳不振，阳虚宫寒，卵子发育不良之变，治宜温养肝肾，可用张景岳之右归丸加菟蔚子、蛇床子、淫羊藿治之，以调动肾的"作强"、肝的"罢极"生发功能，肾阳振作，肝木得温，生机之气蓬勃，子脏温暖，经行正常，卵子活跃，受孕有期。

七、补肝固胎

肝者主升主动，主开主散；肾者主沉主静，主合主伏。肝肾洽合，则肝能生发，肾能主蛰封藏，孕后胎元长养，足月顺产。如素体本虚，肝肾不足，或其他原因损伤冲任，则孕后胎元不固，往往1～2个月之间而堕胎。治之当于未病之先，补养肝肾，调摄冲任，可用《医学衷中参西录》寿胎丸加川杜仲、沙蒺藜、覆盆子之类治之。根据《临证指南医案》"治肝不应，当取阳明"之意，也可用泰山磐石散健脾益气，温补气血，使土厚木荣，肝血充足，血海盈满，则能荫养胎元，其胎自固。

八、调肝顺产

胎之未生，有赖于肝肾精血以长养；胎之将生，有赖于肝肾之气以运载。如孕妇临盆之时，忧思惊恐，情志抑结，则肝不疏泄，肾的开合失常，往往导致滞产或难产，可用益气补血，舒肝解郁之法，以保产无忧散治之。本方既能益气补血，扶助运胎之力，又有舒肝解郁，促进开合功能，血足郁解，其胎自下。

总而言之，妇女以阴血为主，以肝为先天，妇女经、带、胎、产的病变，均属带脉以下肝肾所管地带的病变，因而从肝论治妇科的疾病，是很广泛的，以上仅说其梗概而已。

活血化瘀法在妇科病应用的体会

活血化瘀是治疗血证大法之一，历来为临床医家所重视和应用。清代王清任著《医林改错》一书，根据《素问·阴阳应象大论》："血实宜决之，气虚宜掣引之"之旨，立活血化瘀和补气化瘀之说。唐宗海《血证论》强调"凡血证，总以祛瘀为要"，使治瘀之法日臻完善。近年来，由于中西医结合，活血化瘀法被广泛应用于内、外、妇、儿各科各系统的疾病，都取得相当高的疗效。

妇科疾病，尽管是错综复杂的，不过总的来说，主要是经、带、胎、产等的病变，其致病的因素有外感六淫、内伤七情、多产房劳等之分，其病情亦有寒热虚实的不同。但妇女以血为主，病变均与血分的虚、瘀息息相关。故活血化瘀之法，是治疗妇女疾病的重要法则之一。笔者在学习古人及时贤经验的基础上，谈谈个人的一些肤浅体会，以就正于同道。

一、掌握瘀血的本源是治疗的关键

《内经》有"治病必求其本"和"必伏其所主，而先其所因"之说。要掌握好活血化瘀之法，首先要深入了解瘀血的本源，也就是说导致瘀血的因素。妇女瘀血的病因，在临床上常见的有气滞、气虚、寒凝、热郁、湿困、撞伤以及出血处理不当等。

33

1. 气滞与气虚　血为气之母，气为血之帅，气赖血载，血赖气行，气行则血能行，气滞则血瘀，故《素问·举痛论》云："百病生于气也"。朱丹溪则谓："气血冲和，万病不生，一有怫郁，百病生焉。"气滞则气机不宣，升降失常，以致经脉不利，血行受阻；气虚则气机鼓动乏力，不能运通血液。可见气滞与气虚，虽然是一虚一实的不同，但均能导致血液运行障碍而形成瘀血停滞，所以《素问·调经论》有"血气不和，百病乃变化而生"的论述。

2. 寒凝与热郁　寒为阴邪，其性收引凝滞，故血得温则行，遇寒则凝，正如《素问·调经论》所说："血气者，喜温而恶寒，寒则泣而不能流，温则消而去之，……寒独留，则血凝泣，凝则脉不通"。妇科寒凝血瘀的病症，临床上是多见的。关于热郁血瘀，自从《伤寒论》提出"瘀热在里"、"下血乃愈"的理论之后，热瘀便为后人所重视。张洁古、李东垣治疗妇人血瘀经闭（热瘀），皆主和血泻火；唐容川《血证论》对"热瘀经闭"的病理和治法，分析得比较细致，给我们启示了寒凝血瘀之外，热郁血瘀也不能忽视。所以寒之与热，虽然有属阴属阳不同，但过寒过热，均能导致血液运行不畅而成血瘀。

3. 湿困气机　妇女疾病的发生，俱是带脉以下的病变，为下焦阴湿之地，湿为阴邪，其性重浊黏腻，既能阻遏阳气，使气机升降失常，五脏气血不和，经络阻滞不畅，复能直接阻滞胞脉而损害胞宫。所以瘀血的病变，亦与湿邪浑浊息息相关。

4. 跌仆损伤　《灵枢经·邪气脏腑病形》："有所堕坠，恶血内留。"凡是刀伤跌仆、虫兽咬伤等，直接损伤肌肤经脉，或损及五脏六腑，血液溢脱于经脉之外，停滞于组织间隙而为瘀积之患。

5. 出血处理不当　出血的病变，虽有寒热虚实的不同，但均有离经之血。《血证论·瘀血》认为："吐衄便漏，其血无不离经。……然既是离经之血，虽清血鲜血，亦是瘀血。"出血的病变，如果处理不当，则留瘀为患。如过早服用炭药（包括一切收敛药），离经之恶血不清，残留阻塞经隧，导致新血不得归经，因而留瘀遗患。

二、根据瘀血的不同病因，应当采取不同的治则

活血化瘀之法，总的来说，是有疏通经络、祛瘀生新、行血止痛、软坚散结、止血归经等的作用。但瘀血的形成，既然有多种的因素，因此必须在活血化瘀的基础上，针对其不同的

性质，采取权宜通变的办法，方能达到预期的目的。常用的方法如下：

1. 理气化瘀　凡是七情所伤，气机不宣，升降失常而致血瘀不畅者宜之。如妇女经行愆期，经将行时，胸胁、乳房、少腹、小腹胀痛剧烈，经色紫红有块者，此为气滞血瘀之患，可本《素问·至真要大论》"疏其血气，令其条达而致和平"之精神，采取疏肝理气，活血化瘀之法，方选柴胡疏肝散合金铃子散、失笑散之类。肝主疏泄而藏血，是冲任之所系，在妇女与肾同为先天，理气必疏肝，肝能条达，则经血自调，但肝是体阴而用阳，肝阴易亏而肝阳易亢，疏肝理气之品，性多升散香燥，最易损伤肝阴，所以在疏肝理气之剂中，宜酌加甘润之品，以防其偏弊。我曾治一乳癖（某医院诊为乳腺小叶增生症）患者，连续使用逍遥散合失笑散加桃仁、红花、路路通之类出入，连服三十多剂，乳块有所缩小，但胁痛、乳痛未减，后审察其脉细而略数，苔少，舌尖红，伴有头晕，夜寐不佳等之变，显系肝阴已亏之兆，乃改用滋润疏肝之一贯煎合润化消块之消瘰丸，加泽兰、苏木、瓜蒌皮之类，取其既能疏肝理气，又能滋养柔肝，破瘀不伤正，连续服二十余剂，乳块消失，诸痛俱除。

2. 益气化瘀　正气衰弱，气虚不运，血行不畅而致癥瘕积聚者，均可用益气化瘀之法，王清任之补阳还五汤，为本法公认之代表方剂。我常用本方或桂枝茯苓丸（汤）合当归补血汤加减出入治气虚而有卵巢囊肿者，有一定疗效。对于气虚血瘀引起的月经不调，常用桃红四物汤加黄芪、益母草、鸡血藤治之，收到较好的疗效。黄芪甘温，能益气生血，与化瘀药同用，既能扶正，又能化瘀；黄芪不仅能益气生血，而且善于运阳利水，如脾气虚弱，水湿不化而带下绵绵者，配用黄芪治之，则效果较佳。如口干口渴者，为气津不足之象，宜配党参以益气生津。

35

3. 温经化瘀　凡是由于寒邪凝滞而引起的月经不调、经痛、经闭、不孕等，都可用"寒者热之"，以温经化瘀之法治之。不过寒有实寒虚寒之别，前者宜温经化瘀并用，后者则宜温肾扶阳、补消兼施。例如经行错后，量少，色暗红而夹块，小腹绞痛，得热或血块出则稍舒，伴有畏寒肢冷，唇面发青，苔薄白，脉沉紧者，此为实寒引起的月经不调，常用温经汤（《妇人大全良方》）加益母草、元胡之类，以达到温经化瘀、行气止痛的目的。如属阳气不足，寒从中生而致宫寒血凝者，宜扶阳温经，补虚化瘀并用。曾治一肾虚多年不孕的患者，经行错后量少，血色紫暗而夹块，小腹疼痛，按之则减，腰腿酸软，神疲乏力，小便清长，苔薄白而滑润，脉沉迟等，用毓麟珠与少腹逐瘀汤，轮换服用，连续半年而月经正常，以后受孕足月顺产。

4. 凉血化瘀　郁热火毒之邪，炽盛于胞脉之中而致血液沸溢妄行，或灼伤津液，以致阴血受损而血液停滞为瘀者，均可用"热者寒之"，以清热凉血化瘀之法治之。如素体阳盛，经行超前量多，色红而夹紫块，口苦苔黄，舌红脉数者，宜用地骨皮饮去当归、川芎之辛窜，加白茅根、荷叶、鸡血藤、丹参、泽兰、益母草之辛甘凉以治之。盖妇女以阴血为主，苦寒之剂，虽能退热，但用之不当，容易化燥伤阴，戕伐脾胃之生机；若投以辛甘凉之品，则不仅能退热，且有养营益血之功，对于顾护正气，祛除瘀块，都有极大的作用。

5. 滋阴化瘀　阴虚火旺而致月经超前夹块者，当用此法治之。我治一女年16岁，月经超前量少，夹有小血块，经行时心烦易躁，夜寐不佳，小腹胀痛，平时皮肤发痒，身上、面部、四肢时起红疹，以面部较多，形如蝴蝶（经某医院诊断为红斑性狼疮），当时以阴虚不能制火、邪毒内结而致血液停滞论治，以滋阴解毒、清热化瘀之法治之，用杞菊地黄丸（汤）加丹参、红花、凌霄花、紫花地丁、野菊花、赤芍之类加减，守方连服三月余，月经周期正常，红疹亦得到近期的控制。

6.补血化瘀　气血不足，又有血瘀之患者，当用补血化瘀之法。如新产妇人，气血骤虚，一时尚未能恢复，又有离经之恶血停滞，证属虚瘀夹杂之体，生化汤为常用之方。顾名思义，本方是有生血化瘀的作用，素为各地临床医生和民间所广泛应用，实践证明确有疗效。对于虚瘀夹杂的患者，随证加减用药方面，最好选用补中有化、化中有补之品，如鸡血藤、丹参之类，盖鸡血藤甘平微温涩，能补血活血，且有舒筋活络的作用。丹参苦而微寒，前人曾有"丹参一味，功同四物，能补血活血"之说；虽然有言过其实之嫌，但其活血化瘀之力较为平稳，确为虚而瘀者之良药。此外，如苏木之甘咸平，泽兰之苦而微温，均为化瘀而不伤正之品，用之得当，实能收到事半功倍之效。

7.燥湿化瘀　既有血瘀月经的病变，又有带下绵绵者，当用燥湿化瘀之法。《傅青主女科》："夫带下俱是湿症"。可见带下多与湿有关。湿为阴邪，其性黏腻重浊，湿之不去，则带下不止，血瘀难化，故《丹溪心法》论带下的治法，有"主治燥湿为先"之说。一妇年三十，已婚五年不孕，体胖，经行错后，量少而夹紫块，经行时腰酸胀，少腹、小腹胀痛，肛门有坠胀感，平时带下绵绵，质稀如水，大便溏薄，诊其脉濡缓，苔薄白，舌质淡嫩。按阳气虚弱，阴盛于内论治，以附子汤合缩泉丸（汤）加泽兰、苏木治之，调治数月，带止经调而受孕。盖附子汤之温化，缩泉丸之固涩，泽兰、苏木之活血化瘀，治湿又治瘀，面面俱到，故药到病除。

以上仅就妇科常见的瘀血病变，谈些治疗原则。至于跌仆损伤以及出血处理不当而导致的瘀血，如属正气未衰，可直接用活血行血、破瘀导滞之品。总而言之，在具体应用时，应当根据病情的变化，采取既有原则性，又有灵活性的办法，才能收到预期的效果。

三、徐图缓攻，时时顾护正气

在治瘀的过程中，必须正确处理正气与瘀血的关系，因为正气是本而瘀血是标。一般来说，瘀血的病变，多是顽固之疾，首先要根据正气的强弱，采取徐图缓攻之法，或温化、或凉散、或行血、或软坚、或滋润、或攻补兼施、或先补后攻，务必时时顾护正气，才能收到瘀去正复的目的。如果猛破峻攻，妄图收效于旦夕之间，则往往伤伐生机，反而导致病情的加重。同时，在瘀血已基本消除之时，应该适可而止。正如《素问·五常政大论》："大毒治病，十去其六，常毒治病，十去其七……无使过之，伤其正也。"我曾治一体壮的癥瘕（某医院妇科诊断为慢性附件炎，附件增厚）患者，开始时冀图速效，用桂枝茯苓丸（汤）加穿山甲、水蛭、虻虫、归尾、红花等品大破猛攻，以为药到病除，可收到立竿见影之功。讵知服药十多剂之后，少腹、小腹疼痛加剧，腰酸胀如折，且有头晕、眼花、耳鸣、四肢乏力等之变，显系攻伐太过，瘀血未除，正气已伤。乃改用桃仁四物汤加鸡血藤、茺蔚子、北芪治之，又攻又补，徐图缓攻，扶正祛邪并重，调治月余而收效。

总而言之，在应用活血化瘀法的过程中，必须时时顾护正气，而保护正气的方法，除了慎用活血破瘀之品，切忌峻破猛攻之外，还要注意适当的营养，所谓"毒药攻邪，五谷为养，五果为助，五畜为益，五菜为充，气味合而服之，以补益精气"（《素问·脏气法时论》）。治病与调养，是不可偏废的。

月经病的防治

月经病包括的内容很多，简而言之，不外是期、色、质、量的改变，并伴有胀痛不适，甚则崩漏不绝，或闭止不行等。

月经病是妇女四大疾病之一，它不仅影响妇女的身体健康，而且妨碍胎孕生育，因此，对月经病的防治，有着十分重要的意义。

一、月经病的预防

月经是妇女的正常生理现象，在月经将行及行经期间，由于生理上的变化，一般来说，身体的抵抗力较差，如果生活起居稍一不慎，往往外邪得以乘虚而入，容易引起各种病变。所以在平时，尤其是行经期间，必须注意预防，以避免月经病的发生。怎样预防呢？

1. 注意保持下身的温暖，以免寒湿冷气的侵袭。

2. 在行经期间，禁止游泳、冷水盆浴及过食生冷之品，避免经血骤然凝滞，留瘀为患。

3. 防止长期不良的精神刺激，以保持脏气的平和，从而达到气血洽调，经行舒宜的目的。

4. 在行经期间及月经刚净时，绝对禁止性交，以防止损伤冲任，造成瘀血停聚胞脉等不良的后果。

5. 外阴要保持清洁，月经带要勤洗勤换，并在阳光下晒干。月经纸要干净，质要柔软，以免擦伤肌肤。

6. 在行经期间，不宜阴道用药，平时阴道用药，应避免使用辛辣助阳或寒腻阴柔之品，以免动血或寒凝血滞。

7. 定期进行妇科检查，做到早期发现疾病，早期进行治疗。

疾病的发生，原因虽然是多方面的，但内因是主要的，是起决定作用的因素。正如《内经》所说："邪之所凑，其气必虚。"如果能够很好地贯彻"预防为主"的方针，做到未病先防，已病防变，保持正气充沛，便可防止或减少月经病的发生。

二、月经病的病因

月经病发生的原因，也和其他各种疾病一样，主要是外感与内伤。根据妇女的生理特点，外感六淫之中，常以寒、湿、热为主。寒、湿都是阴邪，寒性收引凝滞，易伤阳气，影响血液的运行，湿邪重浊黏腻，困阻气机，导致血液运行不畅，故寒湿之患，常常造成经痛、经行错后，甚则经闭不行等之变。热为阳邪，过热则迫血妄行，故临床上可出现月经先期、量多，甚则经行吐衄、崩漏等之变。

内伤，主要是指体质的强弱，不良的精神刺激，饮食不节，多产房劳而言。这些因素，都可直接或间接影响到脏腑、气血、冲任的正常生理功能，因而导致各种月经病的发生。禀赋不足，肾气本虚，往往造成月经后期或闭止不行。长期的不良精神刺激，可导致气血失调，如肝气郁滞，则经行疼痛或不行；肝火过旺，则经行超前或崩漏。饮食是维持人体健康的营养物质，是气血的来源，但如果暴饮暴食，或恣食生冷辛热之品，损伤脾胃，不能统摄和生化血液，也会影响月经的病变，如过寒则血凝，经行受阻。过热则血妄，经行先期，量多，甚则崩漏。房事孕产，与胞宫和冲任二脉有着密切的关系。房事过劳，孕产过多，都直接损伤胞宫和冲任二脉，致使血液妄行而造成各种月经的病变，所以应提倡晚婚和实行计划生育。

三、月经病的诊断

月经病的诊断，也同其他疾病一样，要通过四诊搜集，找出局部病变和全身症状，加以综合分析，分清寒热虚实，明确在脏在腑，才能做出正确诊断。这里着重谈谈从月经的期、色、量、质的变化，辨别寒热虚实、病邪在脏在腑。

1. 经行的先后　经者血也，常也。月经的周期，一般是28天左右。凡超前或错后一周以上，并伴有不适感觉者，便是月经的病变。经行超前，多为实为热，经行错后，多为虚为寒。但必须注意从全身的兼证和脉舌的变化来判定。经行超前，量多，色红，苔黄，舌质红，脉数，才属于热；而经行超前，量多，色淡，质稀，脉虚，舌质淡嫩，则是气虚不摄血之故。经行错后，量少，色淡，四肢不温，脉虚细，舌质淡，才属虚寒之候。如果经行错后，量或多或少，经行时少腹、小腹疼痛，按之不减，经色紫暗而夹块，则是瘀血阻滞胞脉，经行不畅之患。

2. 经血的淡紫　月经的正色，全过程中依次为淡红、深红、淡红。一般来说，色紫者多为热，色如米泔者多为寒，紫黑成块而鲜明者多为热。当然，还要结合全身脉证来定。正如叶天士所说：血黑属热，此其常也；亦有风冷外束者，十中尝见一、二。盖寒主收引，小腹必常冷痛，经行时或手足厥冷、唇青、面白、尺脉迟，或微而虚，或大而无力。热则尺脉洪数，或实而有力，参之脉证为的。

3. 经量的多少　月经的量，一般是 50～100 毫升左右，每次经行时间为 3～5 天。经量过多或过少，都是病变的表现。凡是月经过多而色淡质稀者，为气虚不摄血；量多而紫黑鲜明者，为热邪迫血妄行。月经过少而色淡者，为气血两虚；血紫而夹块者，多为瘀热之变。当然，量的多少，证的虚实，还应结合全身的情况来判断。例如，体形肥胖，平时带下量多，虽然经行错后而量少，此为阳气不伸，痰湿凝滞经隧，以致血行不畅之故；反之，体弱形瘦，心烦少寐，虽经行超前而量多，此多属阴虚不济阳，虚火内动，血室不宁谧所致。

4. 经质的浓稀　月经的质，是以不稠不稀，无凝结、无血块、无特殊的臭味为正常。经质稠黏如脂如膏而有臭秽者，为血热之证，经质清稀而无臭味者，乃气血不足之候。

总之，对于一个月经病的判断，不仅要看局部，也要注意到整体，除了对月经的期、色、质、量的变化要有细致的了解外，还要考虑病人的全身脉证的情况，尤其是体质的强弱肥瘦黑白，更不应有所忽略。体质强者多呈阳证实证；体质弱者多呈阴证寒证。肥白之体，证多寒化湿化；瘦黑之人，证多热化火化。

四、月经病的治疗

月经病的治疗，同样是要辨证论治，根据证的寒热虚实，决定治疗的方法。在治疗月经病的过程中，有几个问题要特别加以注意。

1. 治病要求本，求本要调经 "治病必求其本"，这是治疗疾病的根本原则。治疗月经病，当然也不例外。前人曾说过："妇人有先病而后经不调者，有因经不调而后生病者，如先因病而后经不调者当先治病，病去则经自调；若经不调而后生病者，当先调经，经调则病自除矣。"这里虽有治病调经和调经治病先后之分，但都是治本的要求，其最终的目的是为了达到月经的调和。例如虫积日久而导致气血不足，经行错后，甚或经闭不行者，治之当用祛积杀虫之法以治本；每次经行血量过多，以致气血亏损者，当用益气补血、止漏调经之法。两者的致病因素，尽管有所不同，但其结果均是造成气血不足的病变，所以它的治疗，既要治本，又要调经，才能收到预期的效果。

2. 调经要顺气，顺气要舒肝 血液是月经的主要成分。血与气，是息息相关的。气为血之帅，血为气之配，血随气而行，气赖血以载，气行则血行，血到则气到，气滞则血凝，气热则血热，气寒则血寒，气升则血升，气降则血降。所以调经必须要养血，养血要顺气，顺气要从舒肝着眼，因为肝藏血而主疏泄、升发，是体阴而用阳之脏，肝气是否舒适，与月经有密切的关系，肝气愉悦舒畅，气机疏利，则经行如期；肝气郁结，则气机抑滞，血行亦不畅，常常导致月经不调，甚或经闭不行，故合欢花、素馨花、柴胡等舒肝开郁的药品，常为顺气调经之用。

3. 健脾和胃，以利经血之生化　胃主容纳腐熟，为水谷之海，脾主运化而统摄血液，脾胃同为后天之本，是人体营养的仓库，是气血的来源，脾升胃降，则气血来源充沛，经行正常。反之，脾胃虚损，不能腐熟运化食物，则气血来源匮乏，以致月经不调，甚或经闭不行。所以调经之法，除了舒肝之外，还要补养脾胃，使经源充足，则经行可期。

4. 滋补肾气，以固经血之根基　肾藏精而主蛰封藏，为阴阳气血之根源，是先天之根本。肾气的强弱，直接与月经的通行固藏有着密切的关系，所以《内经》有"肾气盛，天癸至，任脉通，太冲脉盛，月事以时下"之说。尤其是崩漏的病变，往往与肾气不全、固藏无能有关。在治病求因的基础上，酌加菟丝子、覆盆子、五味子等平补阴阳之品，不仅止漏摄血较快，而且疗效巩固。这是因为肾为水火之脏，水足精充，则肾气旺盛，根基牢固，不仅能治经病，而且可治不孕等病证。所以调经之法，必须注意滋补肾气，洽调其阴阳，从而达到调养经血的目的。

5. 治经要及带，治带可调经　月经病和带下病，是妇女常见的疾病，两者往往同时并见。在治疗月经病时，必须适当考虑其与带下病的相互影响，尤其是湿热引起的病变。湿热熏蒸，壅滞胞宫，既能导致水精不化，湿浊下注而绵绵带下，又能损伤冲、任、带诸脉，以致经行失常。所以在治疗之时，不仅要治经，还要治带，甚或湿浊带下严重之时，还要通过治带来调经，才能收到预期的效果。

6. 调经要分型论治　证既有寒热虚实之分，人的体质又有强弱肥瘦之别，因而治疗时除了掌握治疗的基本原则之外，还要结合病人的具体情况和临床见证分型论治。月经病在临床上一般常有以下的类型：

43

（1）血热证：本型的主要证候，为经行超前，量多，色深红或紫黑，经质稠浓，伴口渴，心烦，舌红苔黄，脉滑数有力等。根据"热者寒之"的原则，本型的治疗应以清热凉血为主，可用《景岳全书》之清化饮治之。方中生地、丹皮、赤芍、黄芩既能清热，又能凉血，石斛和麦冬养胃生津，茯苓健脾宁心神。全方清中有润，诚是清热凉血之良方。月经将行少腹、小腹、乳房胀痛，证属肝郁化火，可酌加川楝子、合欢花、柴胡、山栀子之类以解郁清热。经量过多而夹血块者，可加益母草、藕节、旱莲草之类以化瘀止血。如月经超前，量少，色红，潮热颧红，舌红少苔，脉细数者，此为阴虚血热之象，可用《傅青主女科》之两地汤以养阴清热，方中之增液汤、白芍、阿胶滋阴养血，地骨皮清虚浮之热邪。全方以滋养益阴为主，达到"壮水之主，以制阳光"之目的。还可酌加旱莲草、女贞子、茺蔚子之类，以加强其补肾滋阴的功能。

（2）血寒证：本型的主要证候，为经行错后，量少，色暗，小腹疼痛，得热则减，畏寒肢冷，面色苍白，大便溏薄，小便清长，舌苔薄白，舌质淡，脉沉细等。"寒者热之"、本型的治疗原则，宜温经散寒，可用《金匮要略》之温经汤（吴茱萸、当归、川芎、白芍、党参、桂枝、阿胶、丹皮、制半夏、麦冬、炙甘草、生姜）治之。本方不仅能温经散寒，且有益气养血的作用，凡血虚寒凝之证，均可用本方加减治之。寒性收引，如少腹、小腹疼痛剧烈者，可加小茴香、香附、艾叶之类以温经止痛。有血块者，加莪术、泽兰、益母草以化瘀消块。

（3）血虚证：本型的主要证候，为月经后期，量少，色淡，甚或经枯不行，面色萎黄，头晕心悸，舌淡苔少，脉虚细等。"虚则补之"，本型的治疗原则，宜补血益气，可用《和剂局方》之人参养荣汤（党参、北芪、茯苓、白术、当归、熟地、白芍、肉桂、陈皮、远志、五味子、甘草、大枣、生姜）治之。本方偏重补养后天脾胃，可酌加菟丝子、覆盆子、鹿角胶等，以温养先天之根，促进血液生成之源。如血枯经闭者，当用补而通之的方法，宜一贯煎（归身、生地、杞子、沙参、麦冬、川楝子）酌加参、芪、牛膝、枳实治之。

（4）气虚证：本型的主要证候，为月经先期，量多，色淡质稀，肢体困倦，面色㿠白，心悸多汗，舌质淡，苔薄白，脉虚弱无力等。"衰者补之"，本型的治疗原则，以补气摄血为主，佐以升提之法，可用《脾胃论》中之补中益气汤加减治之。方中之参、芪、术、草健脾益气，当归补血调经，陈皮理气，升麻、柴胡升提。如出血过多，伴有头晕目眩者，可加首乌、杞子以滋阴养血，荆芥炭、棕榈炭固涩止血。经后少腹、小腹绵绵而痛，为气血不足，筋脉失养之征。可用参芪四物汤加小茴香、香附治之。

（5）气滞证：本型的主要证候，为月经后期，量少，色暗红或正常，间或夹血块，经将行或经行之时，少腹、小腹胀过于痛，按之不减，胸脘痞闷，乳胁胀痛，触之更剧，舌质紫暗或有瘀点，脉沉弦或涩等。"抑者散之"，本型的治法，当以行气活血为主，佐以化瘀，可用紫苏饮（紫苏、当归、白芍、党参、陈皮、大腹皮、甘草）与失笑散（五灵脂、蒲黄）加莪术、甘松治之。气滞多血瘀，延胡索、桃仁、红花之类，常常配合而用。

（6）瘀血证：本型的主要证候，为经前及经行之时少腹、小腹疼痛，按之不减，经行前后不定，量多少不一，有时经行量少淋沥不断，有时突然下血量多，色紫暗有块，块出则疼痛减轻，舌质紫暗或边尖有瘀点，脉沉涩或沉紧等。"结者散之"，本型的治疗原则，宜行气化瘀为主，佐以止痛摄血，可用桃红四物汤与失笑散治之。经痛剧烈者，宜加金铃子散、木香、香附以理气行滞；出血淋沥不绝或量多者，宜酌加既能化瘀又能止血之品，如三七、茜根、益母草、藕节、阿胶之类。

（7）痰湿证：本型的主要证候，为月经错后，量少，色淡，甚或经闭不行，带下量多，色白质稀，形体肥胖，胸闷泛恶，肢体倦怠，苔白腻，脉滑或细缓等。根据《金匮要略》所说的"病痰饮者，当以温药和之"，本型的治疗原则，宜健脾燥湿，行气化痰，可用苍附导痰丸（茯苓、制半夏、陈皮、甘草、香附、苍术、胆星、枳壳、生姜）治之。带下色黄而稠秽者，宜加黄柏、连翘、苦参、苡仁之类；经闭不行者，酌加活血引通之药，如当归、川芎、牛膝、枳实之类。务必达到痰湿得化，经脉得通的目的，此即"治经要及带，治带可及经"之意。

（8）脾虚证：本型的主要证候，为经行先后无定期，或暴崩下血，或淋沥不绝，色淡质稀，气短乏力，面色苍白或虚浮，四肢不温，纳差便溏，舌质淡嫩，脉细弱或虚迟等。"劳者温之"，本型的治疗原则，宜健脾益气，养血止漏之法，可用理中汤加北芪、益母草，当归治之。如暴崩下血，不宜当归之动血，可加海螵蛸、荆芥炭、阿胶之类。带下量多色白质稀者，宜用附子汤与缩泉丸温暖脾肾以固涩温化。

（9）肾虚证：本型的主要证候，为经行先后无定期，量少，色淡，甚或经闭不行，或淋沥不断，腰膝酸软，头晕耳鸣，精神不振，面色晦暗，便溏溺长，苔薄白，舌质淡，脉细弱等。"损者益之"，本型属虚损之证，治宜补养肾气，养血调经，可用固阴煎（党参、熟地、怀山药、山萸肉、菟丝子、远志、五味子、炙甘草）加鹿角霜、覆盆子、茺蔚子、归身治之。如经闭不行者，则加牛膝、枳实引降下行。出血量多或淋沥不断，此为崩漏之兆，当分其为阳虚或阴虚，阳虚则加北芪、川断、桑螵蛸、姜炭、艾叶以温肾止血；阴虚则加玄参、女贞子、旱莲草、阿胶以滋肾摄血。

总之，疾病是千变万化的，用药选方亦要随证而灵活加减。以上的分型论治，仅就临床常见者而言，在临证之时，还须根据病人体质的强弱，病情的变化及地理环境、气候的寒热温凉而决定治疗的原则，才能收到预期的效果。

从 肾 治 经

经者血也，血者阴也，冲任二脉主之。冲任二脉皆起于胞中，俱通于肾，肾主蛰，有藏精、系胞的作用，故妇女的月经病变，凡属虚证者，多与肾有直接或间接的联系，所以临床上治肾与治经有着极为密切的关系。月经的盛衰盈亏与五脏都有关系，但与肾的关系尤为密切。《素问·上古天真论》说："女子七岁，肾气盛，齿更发长；二七而天癸至，任脉通，太冲脉盛，月事以时下；……七七，任脉虚，太冲脉衰少，天癸竭，地道不通，故形坏而无子也。"又《女科经纶》也说："况月水全赖肾水施化，肾水既乏，则经水日以干涸。"

肾藏真阴而寓元阳，为水火之脏，是人体十分重要的器官，故称之为"先天之本"。它的主要作用是"藏精"。精，既是生命的原始物质，又是生活的最基本物质，只宜固藏，不宜泄露。所以一般来说，肾无表证，无实证，其病变多属阴虚或阳虚之证。根据"虚则补之"的原则，阴虚宜甘润壮水以滋养，阳虚宜甘温益气以温养。但阴阳有互根之密切关系，无阴则阳无以生，无阳则阴无以长，所以张景岳有"善补阳者，必于阴中求阳；善补阴者，必于阳中求阴"之说。他所制的左归丸、右归丸，便是补阴以配阳、补阳以配阴的代表方剂。

从肾的阴阳偏盛或偏衰来说，不是泻其有余，而是补其不足，通过治调阴阳的偏颇，才能达到培源固本的目的。

月经既与肾有着密切的关系，因而对月经的病变，除了综合分析，辨别其寒热虚实及病在何脏何腑而进行施治外，还必须固肾培本，以善其后，下面谈谈治肾法在妇女月经病中的应用。

47

一、月经不调

本症为常见的妇女月经病。凡属经行前后不定，量多少不一，断断续续不净而腰酸膝软者，多属肝肾亏损所引起，治宜滋肾壮水，养阴摄血，可用麦味地黄丸（麦冬、五味子、熟地、泽泻、山茱萸、丹皮、怀山药、茯苓）与二至丸（旱莲草、女贞子）加益母草治之。经行超前，量少而色红，心烦潮热而脉细数者，此为阴水不足而火旺于中之变，可用地骨皮饮（当归、白芍、生地、川芎、地骨皮、丹皮）或两地汤（地骨皮、麦冬、玄参、生地、白芍、阿胶）治之，待其肾水一足则火自消，经行自调。如阳虚宫寒，经行错后，量少而色淡，经后绵绵而痛者，治宜温肾暖宫，选用桂附四物汤（肉桂、附子、归身、川芎、白芍、熟地）加味治之。不仅由肾虚引起的月经病变要从肾论治，即使是脾虚肝郁引起的月经不调，治疗仍不离于肾。盖"肾为先天，脾非先天之气不能化"，肝为肾之子，肝郁则肾亦郁。故脾虚则健脾温肾并用，如助仙丹（茯苓、白术、陈皮、白芍、怀山药、菟丝子、杜仲、甘草）之类。肝郁则舒肝肾之气，补肝肾之精，如定经汤（当归、白芍、熟地、菟丝子、怀山药、茯苓、荆芥穗、柴胡）加减治之。既调其郁结之气，又滋其肝肾之阴，疏中不忘养，肝肾并治，血足精充，其经自调。

病例一 魏某，女，20 岁，南宁某学校学生，1977 年 8 月初诊。

十六岁月经初潮，一向超前 7～10 天，量一般，色暗淡，间或夹紫块，经后腰及小腹有胀感，并且绵绵而痛，持续 3～5 天。平时带下量多，色白或黄，无特殊气味。诊其脉细缓，苔薄白而润，舌质淡。证属脾肾两虚，冲任不足，肝木失荣之变，拟温肾、补脾、调肝之法为治。

药用：菟丝子 9 克，白芍 9 克，鸡血藤 15 克，归身 9 克，

48

覆盆子9克，党参12克，怀山药18克，益母草9克，茯苓9克，荆芥穗2克，甘草5克。

上方每天水煎服一剂，连续6天，次月经行周期正常，腰及少腹、小腹无胀痛，平时带下亦极少。

病例二 曾某，女，37岁，南宁某幼儿园教师，1977年2月初诊。

多年来经行超前量多，色淡紫。经行少腹、小腹轻微胀疼，口干而饮不多，能寐而多梦，大便干结，小便多而混浊。诊其脉虚细，苔薄白，舌质淡红，皮肤干燥，体质瘦弱。证属水亏而火旺之变。拟滋阴清热，壮水以制火之法为治。

药用：地骨皮10克，生地12克，玄参15克，白芍10克，益母草10克，葛根15克，旱莲草15克，茜根10克，鸡血藤18克。

上方水煎服，连服三剂，每天一剂，以后守本方出入加减，连服十余剂，经行周期正常，色红不紫，量一般。

二、痛经

引起本病的原因，虽有气滞、血瘀、寒湿、血虚、肝肾亏损等之分，但总而言之，不外乎虚实两方面的原因。对实证病变应根据病情，分别采取疏肝调气、活血化瘀、温经散寒、健脾渗湿等方法治之；对虚证的病变，本《女科经纶》"调经莫如养血，而养血莫如滋水养火"之说，其治疗之法，当着眼于肾，以促进经水之生化，待其经水一足，筋脉得养，肝肾之气得舒，则经痛自除。例如经行量少而色淡，经后少腹、小腹绵绵而痛，腰酸膝软，舌质淡，脉细弱者，此为肝肾不足，经后血海空虚，不能濡养筋脉之变，治之常用《傅青主女科》中之调肝汤（当归、白芍、怀山药、山茱萸、阿胶、巴戟、甘草）益精柔肝并用，酌加川断、川杜仲、小茴香之类，则本方既能补肝肾之阴，又能舒肝肾之气，治本不忘标，药能对症，其病自愈。

病例三 彭某，女，19 岁，某大学学生，1977 年 8 月初诊。

十四岁月经初潮，一向错后 4～6 天，经量一般，色紫暗有块，经行时少腹、小腹胀痛剧烈，不能工作和学习，伴有头晕，唇青肢冷，不能食，甚则呕吐。直至经行第三天之后，上述症状始得缓解。现经行第四天，经量已少，但小腹仍胀痛，得温则舒，口淡不食，大便二天一次，小便正常。平时带下量多，色白质稀。脉虚细，苔薄白，舌质淡，面色萎黄。证属脾肾阳虚，寒凝血滞经痛，拟温经散寒，养血调经之法为治。

药用：制附子 9 克（先煎），当归 9 克，川芎 5 克，白芍 9 克，熟地 12 克，艾叶 5 克，党参 12 克，益母草 9 克，小茴香 2 克，吴茱萸 2 克，炙甘草 6 克。

上方连续煎服三剂，每天一剂，以后根据本方加减，共服十二剂，次月经行疼痛消失。

三、崩漏

50

崩漏是月经病中常见而比较重的病变。引起本病的原因，虽有瘀、虚、寒、热之别，但肾为封藏之本，是胞宫之所系，肾功能之盛衰，直接影响月经的或多或少，甚则崩漏不绝或闭止不通。尤其是生育过密之妇女，或青春初动之少女，其所以崩漏者，前者多为冲任损伤，肾气不固之变，既虚且瘀，治宜滋阴养血，佐以化瘀之法，常用两地汤加益母草、田七花、泽兰之类治之；后者多属发育未全，肾气未充所致，常用五子衍宗丸（菟丝子、车前子、覆盆子、五味子、川杞子）加益母草、旱莲草、怀山药之类治之，以调养其冲任而治调阴阳，待肾充本固，则崩漏自愈。

对于崩漏疗效的巩固，历来有治脾与治肾之说。脾主运化而统血，为气血生化之源；肾主蛰而为封藏之本。治脾与治肾，都有理论可为依据，在临床上亦确有疗效。但脾与肾有先后天的关系，脾的运化，有赖于肾阳的温煦；肾藏五脏六腑之精，有赖于脾的健运。正如《傅青主女科·妊娠》所说："然脾为后天，肾为先天，脾非先天之气不能化，肾非后天之气不能生，……补先后二天之脾与肾，正所以固胞胎之气与血，脾肾可不均补乎！"故对崩漏的固本治疗，如能以肾为主，脾肾并治，则较单独治脾或治肾的疗效为佳。

病例四 黄某，女，49岁，平果县城关公社人，1977年12月8日初诊。

1977年9月因阴道反复出血而到当地某医院留医，经治疗十多天，阴道出血停止而出院。但20天之后阴道再次出血，第1～4天量多，色紫红有血块，以后逐渐减少，经中西药治疗，效果不满意。现阴道仍淋漓出血，色淡红，量不多，每日换纸3～4次，无腹痛，无血块。寐食一般，二便正常。诊见其脉虚细，舌苔薄白，舌质淡嫩，面色萎黄少华，神态不振。

据以上脉证，乃属老年经漏，气虚血滞之变。由于多次反复出血，已转为气血两虚之症。拟先后天并补，以温肾补脾、益气摄血之法治之。

药用：生党参18克，白术9克，怀山药18克，北黄芪12克，茜草根9克，覆盆子9克，丝饼9克，坤草9克，升麻5克，荆芥炭2克，甘草5克。2剂，每日一剂，水煎服。

12月10日二诊：服上方后，精神较好，阴道出血已少，每天换纸两次，脉舌如上。守上方去荆芥炭，加鹿角霜9克，以加强温肾固涩之功。连续水煎服三剂。

12月15日三诊：服上方第一剂后，阴道出血完全停止，精神良好，寐食俱佳，二便正常。诊其脉象细缓，苔薄白，舌质淡红，仍以补肾养阴，佐以固涩以善其后。

药用：菟丝子9克，川杞子12克，党参12克，覆盆子9克，鸡血藤15克，怀山药15克，旱莲草15克，地骨皮9克，

51

白及 9 克，白果 9 克。每天一剂，连服六剂。观察月余，病不再发。

四、闭经

闭经之形成，有虚实之分，实者多由气滞血瘀或寒湿凝滞，胞脉受阻，经血不能通行所致；虚者多由脾肾气虚，气血生化不足，以致经源亏少，血海空虚，故闭经不行。根据"虚则补之"、"实则泻之"的原则，治疗时当然要针对病情的虚实而立法用药，但经源于肾，虚与实均和肾及冲、任、督三脉有关，故其治疗之补与泻，仍本乎肾，如寒湿凝滞而引起经闭不行，本是实闭之证，其治法仍宜温肾扶阳，佐以通行之剂。盖肾为水脏，是元阳之所出，肾阳温煦，其气蒸腾，则寒湿自化。常用《伤寒论》附子汤加益母草、巴戟、益智仁、牛膝之类，取其扶阳、祛寒、化湿之功，从而达到温通经行之目的。如属脾肾两虚，精血不足而经闭不行者，当宗张景岳之左归丸或右归丸之类加减治之，以收滋水养血或温经暖宫之功，从而促进经水的来潮。

病例五 黄某，女，32 岁，南宁某门市部售货员，1973 年 9 月 5 日初诊。

自 28 岁分娩第一胎之后，迄今四年未孕。二年来经行错后 10～20 天，量少，色暗淡，少腹、小腹有冷感，平时带下量多，色白质稀，无特殊气味。最近半年来，经闭不行，除仍带下之外，余无不适。苔薄白，舌淡嫩，脉虚细，体胖。证属肾阳不足，寒湿停滞之经闭。宜温阳化湿之法治之。

药用：制附子 9 克，益智仁 9 克，茯苓 12 克，台乌药 9 克，炒怀山药 15 克，白术 9 克，鸡血藤 15 克，益母草 9 克，白芍 9 克，潞党参 12 克，广陈皮 5 克。水煎服，每天一剂，连服六剂。

9 月 20 日二诊：服上方后，小腹不冷，带下较少，脉舌变化不大。仍守上方,再服六剂,每日一剂。

10月2日三诊:仍无经水来潮,但小腹已温暖,带下已消失,仍守上方加牛膝9克,枳实6克,川朴5克,益母草加至30克,以加强其引降通行之力。服药三剂之后,经水来潮,量一般,色紫暗夹块。

五、倒经

倒经又称经行吐衄。它的形成,虽有肝郁化火、气逆血热、脾虚气弱、血失统摄、肺肾阴虚、心火独亢等几方面的原因,但从临床所见,属肝肾阴虚,火旺而冲逆于上之变居多。《素问·至真要大论》说:"诸逆冲上,皆属于火。"火有虚火与实火之别。实火多为六淫之邪所化,虚火则为肾水不足所致,故倒经之治,常用滋阴降火,佐以潜行之剂,如知柏八味丸(汤)加牛膝、益母草之类,待水足火消,其经自下。

病例六 莫某,女,25岁,南宁某学院工人,1976年4月初诊。

月经周期正常,色量一般。但最近二月来,经将行前一二天,鼻孔出血,量少色红。平时头微晕,入寐欠佳,寐则多梦,腰酸胀而膝软,胃纳不振,二便正常,体瘦。脉弦细而略数,舌苔薄白,舌边尖红。证属肾水不足,虚火内动,以致经逆于上。拟滋阴降火之法为治,方取麦味地黄丸(汤)加减:

生地黄12克,泽泻9克,丹皮9克,白茅根15克,茯苓12克,怀山药15克,五味子6克,麦冬12克,玄参15克,甘草5克。每日一剂,连服六剂。次月经水来潮,经前已无上逆之变。守本方出入,再服六剂,观察一年,病不再发。

综上所述,月经病的治疗,固然要根据病情的寒热虚实而采取不同的治法,但由于经源于肾,月经与肾有极为密切的关系,因此,治肾在月经病的治疗中占有非常重要的位置,只要在辨证施治的基础上,很好地着眼于肾功能的调整,培其根

53

基，则经病可愈。

崩漏的治法

在正常的情况下，妇女的月经周期，是三旬一至，月月如此。如果不在行经期间，骤然大量阴道出血，或持续淋漓出血不止的，称为崩漏。崩和漏在临床症状上有一定区别，前者为阴道忽然大量出血，来势暴急，酷似山岳的崩溃，所以叫做经崩；后者来势较缓，血量不多，但淋漓不绝，故称经漏。不过，由于二者的病因及治法基本相同，而且在病变的过程中，又可以互相转化，"漏者崩之渐，崩者漏之甚"，所以历来常崩漏并称。

由于本病是月经病中比较常见而严重的疾病，所以祖国医学早有比较完整的治法。如明代万全《妇人秘科》说："凡妇人女子，初得崩中暴下之病者，宜用止血之剂，乃急则治其标也，四物调十灰散治之，以血止为度。血止即服清热之剂，用凉血地黄汤主之。如血未尽，再吞十灰丸。血已尽止，里热已除，宜用补中之剂，加味补中益气汤主之。"方约之阐述得更为详细，他说：治崩次第，初用止血以塞其流，中用清热凉血以澄其源，末用补血以还其旧；若止流而不澄源，则滔滔之热不可遏；若只澄源而不复旧，则孤子之阳无以立，故本末不遗，前后不紊，方可言治。简而言之，即是"初止血，次清热，后补其虚"。这些治疗方法，是前人长期临床实践经验的结晶，是治疗崩漏的大法，一贯为医者所推崇。

现结合自己在临床实践中灵活运用上述方法治疗崩漏的肤浅体会介绍如下：

一、塞流

暴下失血过多，病人有生命危险者，应本着"急则治其

"标"的原则，首先塞流止血，乃是治疗上最迫切而正确的措施。但在塞流止血中，宜酌加活血化瘀之品，如参三七、益母草、五灵脂、延胡索之类。因为有塞有化，既能阻止其源之继续崩溃泛滥，更可以化其已离经之败血。倘若只塞流而不化瘀，则离经之血既不能复归故道，又不能与好血相合，反而停积于中，壅塞经脉气道，阻滞生机，贻患绵绵，甚则导致积聚等病变。

一般说来，塞流止血是治标的方法，但有时也是治本。例如由于气虚不摄血而引起崩漏的患者，投以独参汤而收到益气固脱、塞流止血之功，便是标本合治之法。

病例一 李某，女，已婚，三十六岁，手工业工人，融水苗族自治县人。

平素体质羸瘦，怀孕三月余，因不慎跌仆而小产。此后两个月内，阴道淋漓出血不绝，血色紫暗，间或夹有小块。腰膝酸软，小腹硬痛，按之亦不减。胃纳呆滞，肢体困倦，面色苍白带紫，舌淡，脉虚细涩。小产之后，漏红不绝，血紫有块，小腹硬痛而不喜按，是瘀血积滞之征，本应化瘀止血为治，然患者为羸瘦之躯，面色苍白，脉象虚细而涩，此又属病久正虚，气虚不能摄血所致。证属实中有虚，虚中夹实，单攻既不可，纯补更非所宜。拟宗《傅青主女科》："逐瘀于补血之中，消块于生血之内"之法为治，姑投生化汤加党参 15 克，益母草 15 克，丹参 12 克，红花 3 克，参三七 3 克，连服五剂，血止痛消。继用圣愈汤加益母草十剂而善其后。

二、澄源

病之所起，必有所因。崩漏之治，也和其他治法一样，"治病必求其本"。在出血较少或停止的情况下，应进一步找出它的致病原因，辨其属虚属实，随证而论治。血热宜清热凉血；气虚的宜补气摄血；劳损的宜补气固中；气郁的宜疏肝理

55

气；瘀血的宜化瘀止血。务必做到辨证求因，审因论治，从根本上去解决疾病的症结。如果斤斤拘泥于"次清热"之法，一概投以清热凉血之剂，无异削足适履，致犯虚虚实实之戒！纵然症情确属热证，亦不可过用苦寒之剂，以免伤伐生发之机。张景岳说得好：纵当清热，止有地榆、紫草、柏叶、柏皮、丹皮、栀子之类择用一二，宜于芩连者已不多见，本无用寒凉之理；况失血之后，阳气已馁，更无频服寒凉之法。

　　总之，崩漏一症，有虚实寒热之分，更有气滞血瘀之别。因而清热之法，亦只宜根据症情属火热者而用，不可盲目乱投，以免发生不幸的病变。

　　三、复旧

　　善后调理，巩固疗效，主要是调理脾胃。李东垣认为，凡下血证，无不由于脾胃之首先亏损，不能摄血归源。张景岳说："故凡见血脱等证，必当用甘药先补脾胃，以益生发之气。盖甘能生血，甘能养营，但使脾胃强，则阳生阴长，而血自归经矣，故曰脾统血（《景岳全书·妇人规》）。"脾胃为气血生化之源，是后天的根本，其功能正常与否，对血脱证的关系很大，所以善后调理，巩固疗效，历来重视脾胃功能的恢复，是宝贵的经验总结。另外，肾为水火之脏，是一身元阴元阳之根源，藏精而系胞，为主蛰封藏之本。血气皆始于肾，冲主血海，任主诸阴，二脉皆起于胞中。血之所以异乎寻常的崩中漏下，和肾的开合闭藏，冲任二脉的亏损，有着极为密切的关系。所以有"治崩不忘肾"之说，也的确是经验之谈。唐宗海著《血证论·用药宜忌论》说："血证之补法……当补脾者十之三四，当补肾者十之五六。"唐氏此说虽然是指一般血证的用药宜忌而言，但也可看出血证治肾的重要性。经者血也，经病即是血病。所以本症在巩固疗效，促进健康恢复方面，除了注意调理脾胃之外，还要顾及肾的固藏，审明肾阴肾阳的偏亏，给予及时的治疗。

病例二　黄某，女，24 岁，未婚，职工，平果县人。

一年来，阴道反复出血，淋漓不绝，血色淡红，每选用清热止血或健脾固中之剂而血止。但往往相隔半月或一月之后，又同样发作，屡治屡发，延绵不绝。就诊时阴道漏红已三天，量少色淡红，头晕目眩，心悸耳鸣，四肢困倦，口干不欲饮，舌淡红而少苔，脉象虚细。

根据脉症，作气虚不能摄血论治，投归脾汤加益母草 12 克、阿胶 12 克，连服三剂而血止，继续服用人参养荣汤十剂，以期促进气血恢复而善其后。

一月之后，病人复来，诉阴道又开始漏红，量少色红，腰腹略感胀痛，心悸不寐，下午有微热感，口干不喜饮，苔少而舌尖红，脉象虚细而略数。

此案用调理脾胃之法而收功，但愈而不固，显系与肾的主蛰封藏有关，复查证伴微热，心悸不寐，脉细数等症，乃是肾阴不足之征。肾阴虚则火动于中，冲任不固而漏红。故宗六味地黄丸（汤）加归身 6 克、白芍 9 克、柴胡 2 克、首乌 15 克、阿胶 12 克、龟板 20 克、茺蔚子 9 克、参三七 3 克等化裁，连服五剂，果然血止神爽，继服十余剂以善其后，观察一年，病未再发。

病例三　杨某，女，15 岁，中学生，南宁市人。

月经初潮已将近一个月，开始三至五天，出血量多，色红，无腹痛，近一个月来仍漏下不止，色红，量比开始时少。脉沉细，苔薄白而微黄。余无特殊感觉。患者虽是二七之年，但由于肾气的发育未全，冲任主血主阴之力不足，故经潮虽行而不能自止，拟补肾益气、固脱止漏之法，用《金匮》胶艾汤加减：归身 6 克，川芎 3 克，白芍 6 克，熟地 12 克，艾叶 2 克，生党参 12 克，菟丝子 9 克，首乌 18 克，阿胶 9 克（烊化），甘草 3 克，旱莲草 18 克。

57

上药嘱连服三剂，第二次诊时，据云服第一剂后，月经即止。转用补气固肾之法，以圣愈汤加菟丝子 12 克、首乌 15 克、覆盆子 9 克，嘱连服二剂。

十天后复诊，诉阴道又有少量血液排出，无腹痛，诊之脉沉细，苔薄白，余无特殊。考虑到症本由肾气不足而引起，仍以补肾之法为治，用药如下：

何首乌 30 克，茜草根 9 克，女贞子 9 克，桑椹子 9 克，旱莲草 18 克，生党参 9 克，杭白芍 9 克，甘草 5 克。

上药连服五剂，并嘱自取鲜嫩益母草、黑豆各适量（加油盐）煲作菜吃。观察四个多月，病未再发。

总之，崩漏一症，有虚有实，有寒有热，有冲任损伤不能摄血者，有因热在下焦，迫血妄行者，有因元气大亏，不能收摄其血者，有因血瘀内阻，新血不得归经而下者。所以其治疗之法，除遵循"塞流、澄源、复旧"之大法为准绳外，应该结合病情的具体情况，或消逐瘀血，或寒凉降火，或收敛固涩，或健脾扶胃，或补气摄血，不可拘泥而一成不变。同时，在巩固疗效，恢复健康方面，更要注意温补肾气，调养冲任，加强肾的固藏能力。在用药方面，亦宜慎用辛温行血之品，虽芎、归之类，也以少用为宜，以其性味辛温，为血中之阳药，往往走窜而易动血故也。此外，药物的炮制，亦应加注意，例如升麻、荆芥用醋炒，不但能入肝升提，而且有收敛固脱之功；又如诸类炭药，取其固涩的能力，有塞流止血的作用，但亦不宜早用或过用，以免留瘀贻患。

带下病的治疗

带下有生理性和病理性之分。妇女发育成熟以后，于经期前后或妊娠期间，阴道内有少量白色无臭的分泌物，此属生理性带下，不以病论。如带下量过多，色泽或黄或赤或白，有秽臭气味，甚则腰部酸痛，少腹、小腹辣胀，阴道瘙痒等，便是病理性带下，宜及早治疗。

带下病有广义和狭义的不同。前者泛指妇科的经、带、胎、产等病变而言，不属本文讨论范围。后者则专指阴道内分泌物增多，色泽异常，质或稀或稠，或有特殊气味，并伴有一定的症状而言，本文主要讨论后者。

根据带下的色泽和伴有的症状，临床上把它分为白带、黄带、赤带、黑带、青带、五色带等不同的名称，其中以白带、黄带、赤带为多见，五色带多是阴道和胞宫内久生恶疮之候，病较难治。

带下病是妇女四大疾病之一，一般来说，没有严重的危害，但长年累月，绵绵而下，津液长期暗耗，阴精亏损，不仅可导致筋骨失养而有腰酸，少腹、小腹辣痛，肢体乏力等之变，而且还可以造成经行紊乱、胎孕困难或受孕之后易坠小产等不良后果。所以对此病要未病先防，已病防变，彻底根治，以保障妇女的健康。

一、病因多端　以湿为主

带下病的致病因素，主要有以下四方面：

1. 肝郁化火　肝主疏泄，肝脉绕阴器。肝郁化火，则导致脾失健运，肾失封藏，因而湿热下注，壅滞胞宫，任脉不固，带脉不能约束，故绵绵带下，色白黄，质秽或阴痒。

2. 脾失健运　脾统血而主运化水湿，脾健则升，津液得以输布全身。脾气虚弱，则中气下陷，不能运化水谷的精微使其敷布全身，反而潴留中焦变为湿邪，湿浊下注胞宫，带、任脉功能失常，故带下量多色白，质如涕如唾。

3. 肾气虚弱　肾藏精而主水，为封藏之本。肾气虚弱，下元寒冷，既不能温煦升腾津液以敷布，又不能闭藏以固本，以致形成水津不化，滑脱下流。

4.湿毒内侵　经行产后，胞脉空虚，或药物、器械损伤，或阴道用具不洁，外界湿浊秽恶之毒乘虚内侵，郁滞阴户胞宫，郁久则化热生虫，故滞下黄白而臭秽，阴道瘙痒、灼痛。

总的来说，带下病的原因，虽有上述种种，但均是由于水谷之精微不能输布生血，反而潴留为湿，流注下焦，停滞胞宫，损伤冲、任、带诸脉而引起的病变。湿的轻重多少，直接关系到病情的深浅程度；湿重带多，湿轻带亦少。《傅青主女科·带下》有"夫带下俱是湿症"之言，也说明了湿与带下病的密切关系。

二、治疗多法，祛湿为先

带下病的治疗，根据病情虚实寒热的不同，虽有温化、清热、燥湿、祛痰、补虚、泻实之分。但因其病因以湿为主，故其治法当以祛湿为先。一般来说，治湿之法，湿在上在外者，宜微汗以解之；湿在下在内者，则宜温肾健脾以利之，亦即《素问·阴阳应象大论》所说"其在皮者，汗而发之"，"其下者，引而竭之"。具体说来，湿从寒化，宜温燥利湿；湿从热化，宜用苦寒清利；脉证俱实，水湿壅盛，宜攻逐利水；脉证俱虚，形气不足，宜扶正培元。本证是湿邪在内在下的病变，根据"诸湿肿满，皆属于脾"，"脾苦湿，急食苦以燥之"之说，本病的治疗原则以健脾、升阳、除湿为主，这早已为临床医生所公认。但湿邪的病变，不仅与脾弱有关，而且与其他脏腑的功能失常亦有关系。例如，肾为水火之脏，元阴元阳之所出，主藏精而系胞，肾虚则水冷，下元不固，带下清冷。所以对本病的治疗，不仅要健脾，还要温养肾气。

祛湿的方法，方书中记载颇多。从本病来说，我以为最重要的是温化和清利。因为湿为阴邪，重浊而黏腻，只有通过温肾健脾，加强脾的健运，肾的温煦，才能使水湿之清者输布全身，滋养各个脏器组织，浊者从膀胱排出体外。水液代谢正常，湿去则带自止。湿邪最易抑遏阳气，郁久则化热生虫，故清热利湿、解毒杀虫之法又为治疗本病时所常用。当然，我们强调温化与清利，并不否认其他的治法，例如赤带之变，不仅要用苦寒燥湿，还要用活血化瘀摄血之法；带下量多，质稠秽臭，又多用芳淡宣化以祛湿；久带正虚，每每选用扶正固涩之品。

三、辨证论治，兼予熏洗

本病有全身症状，又有局部病灶，因而治疗时既要重视辨证论治，又须注意局部的外治熏洗。下面介绍本病各种类型的一些基本的治法。

1. 脾虚证　带下色白或淡黄，无臭，量多质稀如水，有时如米泔，绵绵不断，面色苍白或萎黄，四肢不温，甚则二足浮肿，纳差便溏，舌质淡，苔薄白，脉缓弱等。本型乃脾失健运，湿留下焦的病变，治宜健脾升阳除湿为主，佐以舒肝解郁之品，可用《傅青主女科》之完带汤加味治之。方中参、术、草、怀山补脾益气，气行则湿化；二术同用，则健脾燥湿之功倍增；白芍、柴胡、陈皮舒肝解郁，理气升阳；车前子甘寒滑利，降泄除湿；黑荆芥入血分，既能舒肝，又能祛风胜湿。全方补而不滞邪，消而不伤正，正如《傅青主女科》所说："此方脾、胃、肝三经同治之法，寓补于散之中，寄消于升之内"。若腰痛加骨碎补、菟丝子、杜仲；少腹、小腹胀痛加小茴香、香附、艾叶；久带量多，色白质稀如水加巴戟、鹿角霜、破故纸之类以温肾扶阳。若带下色黄质稠秽臭者，属脾虚夹热之证，可用二妙散、四妙散之类加减治之。

2. 肾虚证　本证有阳虚与阴虚之分。阳虚者，带下色白而量多，冷稀如水，淋沥不绝，腰酸如折，小腹冷痛，小便频数清长，夜间尤甚，舌质淡，脉细迟。阴虚者，带下量或多或少，色黄或赤白相兼，或伴有阴痒，甚至有灼热感，心烦易怒，头晕目眩，口干耳鸣，失眠心悸，时而汗出，腰酸困，舌红少苔，脉细数或弦数等。本型的治疗，阳虚者，宜温肾扶阳，固涩止带之法，可用《伤寒论》之附子汤加鹿角霜、桑螵蛸之类治之。阳密则固，气旺则湿化。久带多虚，酌加北芪、扁豆、芡实、覆盆子等扶正敛涩之品。阴虚多火旺，阴虚者，宜壮水以制火，可用《医宗金鉴》之知柏八味丸加谷精草、夜交藤、白芍、灯心草之类治之。

3. 肝火证　带下色赤，或赤白相兼，或黄绿，质稠而秽，淋沥不断，月经先后无定期，精神抑郁易怒，胸胁胀满，口苦咽干，舌红苔黄，脉弦数等。本型乃肝经湿热下注胞宫的病变，宜用《医宗金鉴》之龙胆泻肝汤治之。方中龙胆草、黄芩、栀子、柴胡疏肝清热泻火，木通、车前子、泽泻祛湿利水，当归、生地黄养血补肝，使邪去而正不伤，甘草调理脾胃而和诸药。全方具有泻肝火、利湿热之功，凡是肝郁化火，带下色赤或黄绿之实证，均可用之。

4. 湿毒证　带下黄色如脓，或浑浊如米泔，或如豆腐渣，或混有血液，秽臭，阴部灼热、瘙痒，小便赤涩，唇干口苦，舌红苔黄，脉弦数或滑数等。本型乃湿毒内侵，损伤冲任胞宫，以致蕴而生热化浊的病变，宜用《世补斋不谢方》之止带方加减治之。方中茵陈、栀子、猪苓、茯苓、车前子、泽泻清热解毒，通泄利水，赤芍凉血解毒，牛膝走而能补，能引诸药下行，全方具有清热解毒，祛湿止带之功。可酌加黄柏、银花藤、连翘、鱼腥草、地肤子之类，以加强其清热、解毒、利湿的功能。阴部瘙痒者，多为湿热生虫之变，除内服药之外，宜用苦参、蛇床子、土茯苓、槟榔、黄柏、枯矾之类煎水，乘热熏洗，每天2～3次。

总之，治疗带下病，应以健脾温肾为宗，以祛湿为先，结合不同的脉症，分别佐以疏肝泻火，清热解毒，活血化瘀，扶正培元之品，适当结合外治之法。只要治法对证，用药中的，则疗效可期。

从 肾 治 带

根据多年的实践体会，笔者认为健脾升阳除湿确实是治带的大法之一。但从探本求源，治病必求其本方面来说，治肾与治带的关系尤为密切。这点可以从下列三方面来理解。

1. 胞宫系于肾，冲任二脉源于肾，肾气的盛衰，直接影响到冲脉的盈亏，任脉的通涩及胞宫的功能。肾气充沛，才能保证太冲脉盛，任脉通畅，胞宫功能旺盛，月经正常来潮。如果肾气不足，就会导致太冲脉虚，任脉衰少，胞宫功能失常，从而发生带下及其他病变。所以《素问·骨空论》有"任脉为病……女子带下瘕聚"之说。

2. 带下病的原因虽有多端，如肝郁化火、脾失健运、肾气虚弱、湿毒内侵等，但其转归都是由于肾不能蒸化津液，开阖失司，冲任不固，带脉不约，水湿下流，壅滞胞宫所致。这是因为人体水液的潴留、分布、排泄等虽与脾、肺、胃等各个脏器都有关，但与肾的关系尤为密切。肾为水火之脏，开窍于二阴，与膀胱水府相为表里，是三焦主持水道的动力来源，有司开阖的功能。肾气充足，才能保证水液的吸收、施布、排泄正常运行。故古人有"水之本在肾"的说法。

3. 肾主水，脾主湿，水与湿关系甚为密切，治湿必治水，治水即可达到治湿。脾必须升清而健运，才能不断地运化水湿。而其主升健运，有赖于肾阳的温煦。故水湿过盛引起的带下病变，必须温肾健脾之剂并用，才能收到预期效果。因为带下病的发生与肾有着密切的关系，所以治带与治肾也有密切的关系。对于带下病的辨证论治，必须立足于肾功能的调节，着眼于水与湿的运化。

根据带下的不同临床表现，下面着重从治肾的角度谈谈本

63

病的治疗。

症见带下色白或淡黄，量多无臭，质稀如水或如米泔，伴见面色苍白或萎黄，四肢不温，甚或下肢浮肿，胃纳不香，大便溏薄，舌质淡嫩，苔薄白润，脉细缓者，为脾失健运，湿流下焦，注入胞宫，带任二脉功能失常的病变。治宜温肾健脾，升阳除湿，方选完带汤，如酌加巴戟、破故纸、鹿角霜、川椒之类，以温肾扶阳，则化湿止带之力尤捷。

症见带下色白量多，冷稀如水，终日淋沥不绝，伴有腰酸如折，少腹、小腹冷痛，小便频数清长，舌质淡，脉细迟者，为肾气虚弱，下元寒冷，既不能温煦蒸腾津液以敷布，又不能闭藏以固本，以致形成水精不化，湿浊流注胞宫的病变。治宜温肾扶阳，温化水湿，方选《伤寒论》附子汤加巴戟、益智仁、北芪、肉苁蓉、鹿角霜、川椒等温肾暖宫，固摄冲任。

症见带下色赤，或赤白相兼，或黄绿，质稠而秽浊，淋沥不断，伴有胸胁胀满，心烦易怒，口苦咽干，苔黄舌红，脉弦数者，为肝郁化火，导致脾失健运，肾失闭藏，湿热下注胞宫，冲任不固，带脉失约的病变，治宜清热利湿，芳香化浊，一般常用龙胆泻肝汤。方中之木通、泽泻、车前子气味甘苦寒，功能泻肾经之火，泄膀胱之热。肝为肾之子，肝脉络阴器，根据《难经》关于"实则泻其子"的论述，龙胆草、黄芩、栀子、柴胡清肝泻火，名为泻肝，实则泻肾。湿热混浊，性极黏腻，除以栀子、龙胆草、黄芩"以苦燥之"外，本着"肝欲散，急食辛以散之"的原则，可酌加菖蒲、佩兰、藿香之为佐药，取其芳香化浊的性能，从而促进水湿的蒸化，以达到治带的目的。

症见带下色白黄如脓，或浑浊如米泔，或如豆腐渣，或挟有血液，臭恶腥秽，阴部灼热，瘙痒如虫咬，小便赤涩，口苦唇干，舌红苔黄，脉弦数或滑数者，多属经行产后，胞脉空虚之时，或受药物、器械损伤，或阴道用具不洁，外界湿浊秽恶之毒乘虚内侵，郁滞阴户胞宫，郁久化热生虫，损伤冲任之变。治宜清热解毒，通泄利水，多用止带方（《世补斋不谢方》）加银花藤、鱼腥草、地肤子、土茯苓之类。

总之，带下之变，虽有寒热虚实之不同，其治法尽管有扶正培元、疏肝泻火、清热解毒、活血化瘀等之分，但由于其病变均波及胞宫和冲、任、带三脉，湿邪流注下焦为患，故温化则以温肾健脾为宗，清利亦以泄肾泻肝为法。

胎前病防治的体会

妇女从怀孕到分娩前的一段时期，称为胎前。在这段时期内，由于生理上的特殊变化，往往容易产生一些与妊娠有关的疾病，这就叫做胎前病。常见的胎前病有恶阻、肿胀、腹痛、胎漏下血、胎动不安、子痫、转胞、滑胎、堕胎等。这些病如不及时防治，严重者可危及胎儿和孕妇的安全，所以历代医家把胎前病列为妇女四大病之一。

一、防重于治，劳逸适宜

我国历代劳动人民在长期与疾病作斗争的过程中，对于胎前病的预防积累了一定的经验。如"勿乱服药，勿过饮酒，勿妄针灸，勿向非常地便溺，勿举重登高涉险，勿恣欲行房，勿多睡眠，时时行步，衣毋太温，食毋太饱，若脾胃不和，荣卫虚怯，子必多羸多病"等论述，就是针对预防胎前病而言的。从今天的观点来看，这些论述虽然不够全面，但仍然有一定的指导意义。现根据前人的经验，结合自己的体会，对胎前病的预防，提出以下几点：

1.注意保持精神饱满，身心愉快，以促进气血畅通，气机舒宜，从而增加抗病的能力。

2.参加适当的体力劳动，多接触新鲜空气和阳光，以温润肌肤，坚壮筋骨，预防疾病。但要避免过重的操作。

3. 作息有定时，睡眠要充足。

4. 饮食有定量，宜吃有营养易消化的食物，勿过饱过饥，勿食辛温香辣和肥甘厚味等刺激滞腻之品，避免损伤脾胃，影响气血生化。

5. 衣着不宜过紧，注意大小便的通畅，以免造成气血的凝滞，影响胎儿的生长发育。

6. 节性欲，慎房事，防止堕胎小产。有习惯性流产史的孕妇尤宜注意。

7. 做好产前定期检查，及早发现疾病，及早治疗或矫正。

8. 有病要去医疗机构诊治，勿擅自服药，勿妄行针灸，以免造成不应有的痛苦和严重的不良后果。

二、辨证论治，胎气着眼

妇女在受孕期间，一方面要供给胎儿的血液营养，容易形成阴血的偏虚；另一方面，胎儿逐渐长大，影响气机的升降，容易导致气滞痰郁等病变。诊治时除了通过四诊的搜集和八纲的分辨，找出疾病的病因、病位、病性以及邪正消长情况之外，还必须着眼于胎气的情况，这是因为母病可影响胎儿，胎病也可以引起母病。辨证时应辨别是母病引起胎病，还是胎病引起母病，然后决定治疗的原则。例如，孕妇感受热邪而致胎漏下血者，治疗当以清其母热为主，热退而漏血自止；胎气壅滞而致母病腹痛者，当以顺气安胎之法治之，气顺则腹痛自除。同时，为了安胎，凡属峻下、滑利、走窍、行血、破血、耗气、散气及一切有毒的药品，都要慎用或忌用。

病例一 农某，女，30 岁，南宁市人。1971 年 4 月 1 日初诊。受孕六个月，阴道出血已二天，色鲜红无块，量或多或少，小腹轻度坠痛，心烦易躁，夜难入寐，口干渴而喜冷饮，小便短黄，大便正常。脉滑数，肤热面红，苔黄而干，舌红唇燥。

根据以上脉证，此乃热伏冲任，以致血海不固，迫血妄行之变，故胎漏下血，色红而量或多或少。胎动不安，故小腹坠痛。热邪熏心，神不安谧，故心烦易躁，夜难入寐，肤热面红。热为阳邪而耗伤津液，故唇口干渴而喜热饮，苔黄而干，小便短黄。心主血脉而开窍于舌，舌红脉数，乃属火动于中，热迫血脉之征。拟用清热养阴、凉血止血之法为治。

处方：生地 12 克，白芍 9 克，玄参 15 克，麦冬 12 克，地骨皮 9 克，黄芩 9 克，黄柏 5 克，旱莲草 18 克，桑寄生 12 克，阿胶 9 克（烊化服），川断 9 克。水煎服，每日一剂，连服三剂。

方中以芩、柏、地骨皮清除火热之邪以安胎；白芍、增液汤生津、和血、敛阴；阿胶、旱莲草补肾滋阴，敛血止漏；川断、桑寄生固肾安胎。全方有清热养阴，凉血止漏，补肾安胎的作用。服第一剂而血少，第二剂而血止，第三剂而胎安。

病例二 唐某，女，28 岁，钦州镇人。1972 年 5 月 6 日初诊。受孕第一胎五月余，时感胸脘痞闷，嗳气频作，偶或小腹绵绵而痛，胃纳不振，二便如常，脉弦滑，苔薄白。

根据以上脉证，此属胎气壅滞，致使气机升降失常，脾失升健而形成的病变。拟顺气安胎，仿紫苏饮加减为治。

处方：紫苏 9 克，归身 6 克，白芍 9 克，枳壳 2 克，砂仁壳 2 克，广陈皮 5 克，荆芥 2 克，甘草 3 克。

上药连服二剂，气顺胎安。

三、脾肾为主，兼以养肝

胎前的疾病，病因虽然也有内伤外感等之别，但总的来说，多由于受孕之后，生理上发生的特殊变化，导致脏腑气血阴阳的偏盛或偏衰而致病。故治疗多从调治脏腑气血阴阳，矫其偏盛偏衰入手，其中以补肾扶脾为主。因为肾藏精而系胞，

67

是先天之根，补肾实为固胎之本；脾主运化，是后天之本，扶脾则能益气血之源。本固血足，则胎自安。肝藏血而主生发，是体阴而用阳之脏，为冲脉之所系，故柔肝、养肝之法，亦在所常用。肝和木荣，生机蓬勃，对胎儿的生长发育，也有良好的作用。

病例三 董某，女，31岁，来宾县人。1975年11月1日初诊。1970年结婚，翌年足月顺产一胎，1974年11月及1975年5月先后两次流产，现怀孕已二月余，头晕眼花，腰酸膝软，精神不振，纳差，大便干结，小便正常。因恐再次流产，故来就诊。诊见体质瘦弱，脉沉细滑，舌苔薄白，舌形瘦小，舌边齿痕，舌质淡嫩。

根据以上脉证，此属气虚之证。拟补肾扶脾、养肝之法为治，以防其漏脱。

处方：菟丝子9克，川杞子9克，覆盆子9克，川杜仲9克，当归身9克，桑寄生12克，何首乌15克，炙潞党参15克，怀山药15克，炙北芪12克，炙甘草6克。水煎服。

方中三子、归、芍、首乌滋养肝肾，参、芪、草、怀山扶脾益气，寄生、杜仲固肾安胎。全方温而不燥，补而不腻，有治调阴阳，温养气血之功，能收扶正安胎之效。以后根据本方出入加减，每月服3～5剂，已于1976年5月顺产一男婴。

四、标本同治，防漏安胎

"急则治其标，缓则治其本"，这是一般的治疗法则。根据胎前病治疗的特点，既要治母病，又要安胎，以标本同治较好。因为只有标本同治，才能杜绝病邪的传变，促进气血阴阳的相对协调，从而达到母安胎固的目的。如只是治本而不治标，则恐有留邪之弊；只治标祛邪而不顾本，则有伤正、胎动或胎漏之虞。

病例四 陈某，女，35岁，桂林市人。1974年10月5日初诊。已孕四月余，平时胃纳不振，肢体疲乏，近三天来头晕痛，鼻塞，流清涕，偶或咳嗽，少量白色痰，质稀，大小便正常。脉虚浮，苔薄白，舌淡，体瘦，面色苍白。

体瘦、神疲，舌淡、脉虚，此乃气血不足之候。头晕痛，鼻塞流涕，咳嗽有痰，为新感外邪，经气受阻，肺气失宣之征。证属正虚邪实，为血虚外感之变。拟扶正以祛邪，用益气、养血、疏解之法为治。

处方：归身9克，党参12克，生黄芪15克，炒白术9克，葱白9克，紫苏叶9克，广陈皮5克，桔梗5克，老生姜3片。水煎服。

方中参、芪、归、术益气补血以扶正安胎；陈皮、桔梗止咳化痰；葱白、苏叶、生姜疏解以祛邪，标本同治，药二剂后，邪去胎安。

五、谷肉果菜，食养尽之

药物固然是治疗疾病的重要手段，但如果用之不当，往往造成不良的后果。《素问·五常政大论》说："大毒治病，十去其六，常毒治病，十去其七；小毒治病，十去其八；无毒治病，十去其九；谷肉果菜，食养尽之。"也就是说，在用药物治疗疾病时，不仅药要对证，而且还要严格掌握剂量，做到适可而止，避免用药太过而耗伤正气。胎前的疾病，主要是由于脏腑气血阴阳失调而引起，故可通过饮食进行调养。例如，有些长期便秘的孕妇，以地瓜当饭或地瓜叶当菜，可使大便畅通；亦有个别孕妇浮肿，以玉米粥当餐而收小便通利、浮肿消退之功。地瓜甘润而玉米甘淡，甘能滋阴养血以扶正，淡润则能疏利以去邪，邪去而正不伤，正不伤则胎固。总之，谷、肉、果、菜是饮食调养的基本物质，必须根据疾病的情况，研究邪正的盛衰，善于利用各种饮食疗法，以促进脏腑气血充沛，阴阳治调，从而达到母安胎固的目的。

产后病治疗的几个问题

产后疾病，是泛指妇女分娩后（包括堕胎、小产后）一个月内所患的病变。孕妇足月分娩，本是瓜熟蒂落的正常生理过程，但由于产伤出血，元气亏损，抗病力减弱，容易发生各种疾病。所以对产后的护理，要有足够的注意；对于产后疾病，要及时发现和治疗。

同其他疾病的治疗一样，对产后病同样是要根据病因、病理及邪正消长的情况来决定治疗的原则。产后一般具有又虚又瘀的特性，故对产后病的治疗，我认为必须正确掌握和运用补血与化瘀、柔养与熄风、通利与固涩、温药与凉药等治疗原则。下面分别从这四个方面谈一些肤浅的看法。

一、补血与化瘀

对于产后病的治疗，前人有主虚主瘀之说。如朱丹溪认为："产后无不虚，当大补气血为先，虽有他证，以末治之。"但张子和则认为："产后慎不可作诸虚不足治"。朱、张两家的提法，都有它的理由，但都不够全面。因为产后气血多虚，当以补虚为主；而产后又多瘀血阻滞胞脉，又宜活血通络以化瘀，两者都是不可偏废的。例如产后腹痛一证，虽有血虚与血瘀之分，但两者之治既要养血扶正，又要活血祛瘀，使瘀去而正安，故生化汤为常用之方，本方既能生血，又能祛瘀。如属血虚腹痛，可酌加参、芪、香附、小茴香之类；血瘀则加元胡、红花、益母草之类，亦即是根据血虚与血瘀之不同，在治疗上便有补中有化，化中有补之分。

病例一 陈某，女，32岁，南宁市某门市部售货员。

自述停经将近二月，突然少腹、小腹剧烈疼痛，阴道出血，经某医院确诊为"宫外孕"，使用"宫外孕汤"加味治疗。

治后少腹、小腹疼痛减轻，阴道出血停止，但多次妊娠试验仍为阳性，乃进行手术治疗。术后一般情况尚好，但刀口处不时闪痛或刺痛，入夜加剧，神疲，纳差，脉沉细涩，舌淡带紫。证属虚中夹实，拟扶正祛瘀并用。

归身18克，川芎6克，炮姜2克，桃仁5克，益母草9克，苏木9克，延胡索9克，北芪18克，山楂9克。水煎服，每日一剂。

上方连服二十剂，瘀消正复，身体健康。

二、柔养与熄风

产后阴血骤虚，阳气浮散，故其病变既是亡血伤津，又有瘀血内阻，多是虚实夹杂并见。《金匮要略》把"痉"、"郁冒"、"大便难"等列为新产三病，后人将其概括为神病、筋病、液病，其实就是亡血伤津，筋脉失养，虚风内动之变。所以治疗产后疾病，柔养和熄风之品在所常用。但柔养之品多遏阳滞瘀，熄风之药易化燥伤阳，应用时必须注意养血不碍瘀，熄风不过燥。

病例二 黄某，女，36岁，百色县某公社社员。

爱人代诉：一向禀赋不足，分娩后第二天，神疲，少言或不言，手指不时蠕动，饮食少进，三天无大便，小便短少。诊见体质瘦弱，面色萎黄，皮肤不润，手指时或蠕动，问之答或不答，舌淡，脉虚细。证属新产血虚，筋脉失养，神呆不振，虚风内动之变，拟养血、熄风、安神之法为治。

药用：归身18克，白芍9克，麦冬12克，肉苁蓉15克，炙龟板24克，钩藤9克，石菖蒲5克，益母草9克。水煎服，每日一剂。

上方连服三剂，大便得通，手指蠕动次数减少。药既对症，二诊守上方去肉苁蓉，继服三剂，手指已不蠕动，神志清醒，后用人参养荣汤加减以善其后。

三、通利与固涩

产后的病变，由于虚实夹杂，常常漏脱与闭塞并见。例如产后肾阳不足，可引起小便不通、小便频数或失禁，治之可用肾气丸温肾扶阳。但前者为阳虚不化水，水气不运所致，除温肾助阳之外，宜佐以通利之品如猪苓、通草之类；后者为阳虚不固，闭藏无能所致，宜加桑螵蛸、覆盆子、破故纸之类以补命门之火，加强温肾固涩之功。又如瘀血可引起恶露不下或恶露不绝，治之当用活血祛瘀之法，但前者宜利中有涩（化中有止），防其偏激，使瘀去而正不伤；后者则宜涩中有利（止中有化），防其敛塞过用，保证血止而不留瘀。

病例三 曾某，女，28岁，南宁市某厂工人。

自诉：小产已月余，阴道流血不止，量不多，色紫暗，间或夹小块，少腹、小腹胀痛，腰酸膝软，曾用固涩止血之剂（药品不详），效果不明显。诊见脉象细涩，舌淡，精神萎靡。证属气血两虚，瘀血未净，新血不得归经之变。拟滋养肝肾，固摄冲任为主，佐以祛瘀之法，标本同治。

药用：菟丝子9克，归身9克，白芍9克，覆盆子9克，孩儿参15克，怀山药15克，川杞子9克，茜草根9克，泽兰9克，益母草15克，鸡血藤15克，红枣5枚。水煎服，每日一剂。

上方连服三剂，阴道出血即止。复以异功散加减调理脾胃，促进气血生化恢复而善其后。

四、温药与凉药

产后的疾病，本有虚实之分和寒热之别，但由于受到"胎前宜凉，产后宜温"的影响，一般方书对于产后疾病的治疗，往往用药多偏重于温燥，如仅仅从产后气血耗伤来说，这是无可非议的。然证既有虚实寒热之不同，用药当有补、泻、温、清之别，所以对产后疾病用药的寒凉温热，仍宜以疾病的具体情况而定。一般而言，寒证不过温，以甘温为宜；热证不过寒，以甘凉为佳，盖甘则能养营生血，有利于气血的再生。

病例四 刘某，女，35岁，南宁市某小学教师。

自述：分娩后两日，发热恶寒，头身疼痛，腰酸背楚，口干不欲饮，无汗，苔白，舌淡，脉浮。证属新产血虚外感，拟养血祛风之法为治。

药用：当归9克，川芎5克，白芍9克，生地12克，荆芥6克，防风9克，苏叶9克，秦艽6克，甘草3克。水煎服，每日一剂。

上方服二剂后，证反不解而口渴引饮，脉浮而略数，苔薄白黄，舌质淡红，此为温药过用，邪将入里之变，转用养血辛凉苦甘法为治。

药用：归身9克，丹参9克，白芍9克，生地12克，银花9克，连翘9克，黄芩6克，桑枝18克，截菜9克（另包后下），甘草5克。水煎服，每日一剂。

上方连服三剂，诸证悉退，后用人参养荣汤以善其后。

总之，"治病必求其本"，对于产后病的治疗，"勿拘于产后，亦勿忘于产后"，虚者补之，实者泻之，寒者当温，热者宜清，既照顾产后气血多虚之一面，又要注意瘀血停留的一面，根据病邪的盛衰进退，审证用药，才能达到扶正祛邪的目的。

论《金匮要略》妇科三篇

《金匮要略》是汉代张仲景在"感往昔之沦丧，伤横夭之莫救，乃勤求苦训，博采众方"的基础上，根据长期临床实践而著的《伤寒杂病论》中的杂病部分，既有理，又有法，选方圆活，用药广泛而多变，一直到今天，对临床的辨证论治，仍

73

然有极其重要的指导意义。现对其中的妇科三篇，结合个人体会加以论述。

一、内容扼要，简而精谨

所谓妇科三篇，即是《妇人妊娠病脉证并治》、《妇人产后病脉证并治》、《妇人杂病脉证并治》。这三篇的原文，一共只四十三节，不仅论述了妇女经、带、胎、产的常见疾病，而且还涉及与妇女情志有关疾病，如脏躁、梅核气等。

孕妇的病变，既影响母体的健康，又妨碍胎元的正常发育，甚或堕胎夭折，所以仲师在《妇人妊娠病脉证并治》中，除了论述妊娠的诊断、怀孕与癥病的鉴别之外，并对妊娠呕吐、妊娠腹痛、妊娠下血、妊娠小便难、水气等疾病，从病因、病机及辨证、方药等方面加以论述，其中特别着重于妊娠腹痛和妊娠下血的阐发，因为腹痛和下血，既可以互相影响，又多是同时互见，最能直接影响胎元的发育，甚或导致堕胎之变。故对于妊娠腹痛的病机，原文中归纳有阳虚阴盛、冲任虚寒、肝脾不和等，因而治之便有附子汤温经散寒、胶艾汤温养冲任、当归芍药散调养肝脾等之别。妇人下血，原因多端，而在孕妇则有"半产"、有"胞阻"，有"癥瘤害"等，治之针对病情，凡瘀血停滞胞脉，以致漏下不止，证属实属瘀者，当用桂枝茯苓丸之类以活血化瘀，瘀血消除，则新血自然归经而漏下自止；凡属阳虚宫寒，冲任亏虚不能摄血者，以胶艾汤温养冲任，固肾止漏。尤其值得提出的是，本篇同样贯彻"治未病"的思想，注意养胎、安胎之法，凡是孕妇素体血虚而湿热内蕴者，治以健脾养血，清热化湿之法，药用当归散；脾气虚弱，运化失常，寒湿停留不化者，治以白术散，从而达到温中健脾，除湿安胎的目的。若孕妇素体本虚，或过去曾有堕胎、小产者，根据禀赋的盛衰盈亏，预先适当采取养胎、安胎之法，亦是上策。总而言之，"妊娠百病，以安胎为主"。治病可

74

达到安胎，安胎亦可达到治病，二者是相互影响的。

新产之妇，一方面是气血耗损，元气虚弱；另一方面是离经之血，停止于胞脉。由于气血的亏损，抗病力弱，最易为外邪贼风乘虚侵袭，所以《妇人产后病脉证并治》针对新产妇虚瘀并见，寒热错杂的特殊情况，首先提出新产有"病痉、病郁冒、大便难"等津血亏虚三大病之外，继而叙述虚瘀夹杂之产后腹痛，以及产后抗病力弱，易为外邪所感的中风、下利、烦乱呕逆等产后的兼证。在本篇中，充分体现了辨证论治的指导思想。例如产后腹痛一症，就有虚实的不同，凡是血虚内寒，筋脉失于温养而引起的腹痛，则用当归生姜羊肉汤养血散寒，扶正祛邪；气血郁滞，经脉不利的腹痛，则用枳实芍药散调理气机，宣通血脉；瘀血内停，疼痛剧烈者，则用下瘀血汤以活血化瘀，通经活络；甚至"少腹硬痛，此恶露不尽；不大便，烦躁发热……"的瘀血内阻而兼有阳明腑实的病变，虽是产后，仍然用苦寒下夺的大承气汤治之。总之，本篇抓住产后又虚又瘀的特点，本着"勿拘产后，勿忘产后"的原则，有是病当用是药，虽"产后下利虚极"，仍然以白头翁汤之苦寒以清热燥湿，但又考虑到产后阴血亏损，故加甘草以缓中补虚，阿胶以养血补血，扶正祛邪，标本并治，其效可期。

《妇人杂病脉证并治》是三篇中论述最广泛的一篇。所谓"妇人杂病"，是指除了上面讲到的妊娠病、产后病以外的妇人疾病而言。本篇的内容，论述经水不利、带下、漏下、腹痛、热入血室、梅核气、脏躁和前阴疾患等十多种疾病。经行腹痛有虚实之分，凡瘀血内阻而夹风邪者，治以红兰花酒活血止痛，夹风而不治风，实取血行风自灭之义；血行不畅而兼水湿，既要调理气血，又要祛除水湿，宜当归芍药散治之；中气虚寒，温养失常，则宜小建中汤治之，以温养中脏，补虚和里。瘀血内阻，可以引起月经不调，甚或经闭不行，前者宜土瓜根散活血化瘀；后者则宜抵当汤逐瘀通经；水血互结于血室而导致月经不行、小便不利者，宜大黄甘遂汤破结逐水；冲任虚寒而兼瘀血内阻，以致血不归经而漏下不止者，宜用温经汤以温经散寒，补虚化瘀为法；漏下色黑而属虚寒，宜以胶姜汤以温养止血。带下为病，有湿热和寒湿之分，前者宜矾石丸，后者宜蛇床子散，带下虽有寒热的不同，实则均以治湿着眼，盖湿除则带自止。至于脏躁、阴吹、梅核气等病变，多与情志化火、耗伤阴血等有关，治之当用滋养润燥或理气化痰之法。总而言之，本篇虽然是指胎、产以外的疾病而言，实际上有些疾病也是由胎产而引起的，如转胞、漏下。同样，杂病久治不愈，亦可引起胎产的病变，所以三篇的内容，虽然各有所侧重，但仍然是有密切联系的。

从以上看来，可见《金匮要略》妇科三篇对妇女的经、带、胎、产病变的辨证论治作出了扼要而恰当的论述，系统地阐明了理、法、方、药，既有重点又有一般，所以说其扼要精谨，虽简而不略。

二、抓住关键，辨明疑似

《金匮》妇科三篇的原文，也同其他篇一样，往往上下关联，此详彼略或彼详此略，同中有异，异中有同。例如《妇人妊娠病脉证并治》第二节"妇人宿有癥病，经断未及三月，而得漏下不止，胎动在脐上者，为癥痼害。妊娠六月动者，前三月经水利时，胎也。下血者，后断三月衃也。所以血不止者，其癥不去故也，当下其癥，桂枝茯苓丸主之。"对于这一节的原文，由于有"胎动在脐上者，为癥痼害"，历来注家有不同的看法，一种认为原有癥病而又受孕，是癥胎互见之证。另一种则认为主要是癥与胎的鉴别，而不是癥胎互见。诚然，妇女妊娠胎漏或杂病致使胞宫瘀血停滞，血不归经，均可导致漏下出血之变。但细读原文，以第二种说法为适，因为原文在点出"经断未及三月，而得漏下不止，胎动在脐上，为癥痼害"的同时，接着又指出"妊娠六月动者，前三月经水利时，胎也"。这里"漏下不止"，两者都有可能，是相似的，但"经断未及三月"，而"胎动在脐上"和"妊娠六月而动者"，便是辨别的关键。按之实践，纵然癥胎互见，受孕未及三个月，不会有胎动的感觉，更不会动在脐上，而受孕至六个月，胎动是正常的生理现象。又如产后腹痛，有血虚、寒凝、气滞、血瘀、瘀血兼阳明腑实的不同，其辨别的关键，当归生姜羊肉汤证则在"腹中疠痛"；枳实芍药散证则在"烦满不得卧"；下瘀血汤证则在用枳实芍药散之后，"假令不愈者，此为腹中有干血着脐下"；大承气汤证则在"小腹坚痛，此恶露不尽，不大便"。在《妇人杂病脉证并治》论述经水不利的有三节，均是由于瘀血而引起，但在治疗上则有活血消瘀、逐瘀行水、逐瘀下血之分，其关键在于，土瓜根散证是"经一月再见者"，经虽行而不利，不利则必有所留，留则成瘀，故着眼在消瘀，而不是在通行，瘀积消失，则经行自调；大黄甘遂汤证在"生后者，水与血俱结在血室也"，为水瘀互结之证，故不但要逐瘀，而且要行水；抵当汤证着眼"经水不利下"，故以逐瘀通结之法治之。以上三方，均有活血消瘀之功，其所不同者，土瓜根散是又和又通，为三方中较为平和之剂；大黄甘遂汤既破瘀逐水，又能滋阴补血，为攻补并施之剂；抵当汤则功专攻逐，为三方中峻破之剂。

学习《金匮》不仅要掌握辨明疑似之关键，还要注意"从药测证"，才能区别各证的异同点。例如矾石丸和蛇床子散，都是治疗带下病的外用药，有关其主治的原文都很简单，从中很难理解带下属寒属热，但从药物的功用加以分析，矾石酸寒，能燥湿杀虫解毒，可见适用于湿热带下；而蛇床子味辛苦温，能燥湿杀虫，适用于寒湿带下。

三、立法选方，不忘血本

《金匮》妇科三篇的用药很广泛，既有药物，又有针灸，在内治的剂型则有汤、丸、散、酒之分，在外治则有熏、坐、洗、敷之别，可以说八法之中，除了吐法之外，其余均兼而有之。虽说疾病有寒、热、虚、实的不同，但治疗妇女疾病应始终本着妇女以血为主，以血为用，气有余而不足于血的特殊情况，在遣方用药上不忘以血为宗。血虚不足者，固然以温养之法治之；而血实者，在活血化瘀之中仍然时刻照顾气血的盈亏。例如产后腹痛，有虚、实、寒三种不同的类型，血虚而寒者，以当归生姜羊肉汤温经散寒，养血止痛；若气血郁滞或瘀血停滞者，前者以枳实芍药散调理气机，宣通气血，后者则以下瘀血汤润燥活血，化瘀破结。但攻伐之品，常有损伤正气之虞，故枳实芍药散以麦粥送服，以和其胃气；下瘀血汤以蜜炼为丸，酒煎送服，实取丸以缓之，酒以引药入血之意，防其攻伐太过。又如产后热利，既用白头翁汤以清热燥湿，又用阿胶、甘草滋阴养血，甘缓和中，以期达到祛邪不伤正的目的。它如妊娠小便难而用当归贝母苦参丸以解郁养血，清热利水；漏下出血之用温经汤温经散寒，补虚化瘀，均是本着既要祛邪治病，又要扶助正气的精神。总而言之，妇科三篇同其他的篇章一样，同样是辨证论治的，有是病则用是药，但为了照顾妇女的生理和病理特点，不论在遣方用药或在煎服法上，均时刻不忘血本，采取扶正不滞邪，祛邪不伤正的原则，促进病邪消除，元气恢复。

四、药用慎忌，贵在对症

在治疗妊娠疾病中，有后世认为孕妇禁用的药物，如桃仁、丹皮、桂枝、附子、干姜、半夏、蜀椒、葵子等，这些药物有的行血破血（桃仁、丹皮），有的辛热有毒，温燥伤阴（附子、干姜、蜀椒），有的滑利通降（半夏、葵子），如果用之不当，即使不致于堕胎小产，亦对于胎元的发育有一定的影响。所以对于这类药物的应用，必须掌握两个原则：一是辨证明确，二是配伍切当。只要能分清疾病的寒、热、虚、实，在配伍上又能照顾胎元，虽温热如干姜人参半夏丸，用之不仅不犯胎，且能达到温中化饮，降逆止呕的目的，因为方中姜、夏之温燥，能化饮祛寒，人参之甘润，能和中补虚，一燥一润，刚柔相济，凡是证属胃气虚寒，痰饮上逆而致的恶阻病变，用之甚合。有是症而用是药，即《内经》"有故无殒"之意。当然不可否认，辛热有毒和破血逐瘀之品，终归对胎元有不利的一面，必须在辨证周详的基础上，审慎用药，药一定要对症，并且要适可而止，尤其是曾经多次滑胎之妇，更要特别注意，务必做到既能治病，又能顾护胎元，保证母健胎安。

　　总而言之，《金匮要略》的妇科三篇，概括了妇女经、带、胎、产及杂病等的理、法、方、药，为妇科疾病的辨证论治，作出了严谨的规范。但也并不等于说"妇科三篇"就是白璧无瑕，例如"怀身七月，太阴当养不养，此心气实，当刺泻劳宫和关元"一条，妇人怀孕七月，行刺泻劳宫和关元，殊属不当，这可能由于《金匮》是从破旧残简中整理出来的，在文字上有以讹传讹之误，这是应该注意的。

《金匮》方在妇科病的运用

　　《金匮要略》是以整体观念为指导思想，以脏腑经络为依据，论述内伤杂病辨证施治的经典著作。妇女月经、带下、胎前、产后病变，均属杂病的范畴，因而《金匮》方广泛地应用于治疗妇女的疾病，疗效卓著，兹略陈其梗概如次。

一、月经病

经者血也，凡月经的病变，俱与血有关，故治经必治血，而气血之间又有"载运"与"统帅"的密切关系，因而月经的病变，虽有寒、热、虚、实等的不同，治之当有温、清、补、泻之分，但其终归的目的，仍在调理气血，使之平和而已。

（一）血虚湿滞，经带并病

"妇人怀娠腹中疠痛，当归芍药散主之。"（《金匮要略·妇人妊娠病脉证并治》）

"妇人腹中诸疾痛，当归芍药散主之。"（《金匮要略·妇人杂病脉证并治》）

当归芍药散原为肝虚血滞而引起的"诸疾痛"而设，以归、芍、芎养血柔肝，且重用芍药敛肝止痛，白术、茯苓健脾益气，复合泽泻以渗淡利湿。凡月经前后不定，经行疼痛而平时带下绵绵，色白质稀者，可加益母草、海螵蛸、素馨花或佛手花治之。妇人妊娠腹痛则宜加砂仁、桑寄生为治。综合全方，实有调和气血，祛除水湿的作用。

（二）阳虚宫寒，冲任不足

"问曰：妇人年五十所，病下利数十日不止，暮即发热，少腹里急，腹满，手掌烦热，唇口干燥，何也？师曰：此病属带下。何以故？曾经半产，瘀血在少腹不去。何以知之？其证唇口干燥，故知之，当以温经汤主之。"（《金匮要略·妇人杂病脉证并治》）

温经汤原为妇人冲任虚寒，兼有瘀血而引起的崩漏而设。但从本方的构成，方中以吴萸、桂枝、生姜温经散寒，归、芎、芍、胶、丹皮养血化瘀；麦冬、半夏润燥降逆，参、草补益中气，全方合用，实有温养冲任，补血化瘀之功。凡是阳虚寒凝经痛，经行前后不定，宫寒不孕等均可用之。

80

（三）冲任脉虚，阴血失守

"师曰：妇人有漏下者；有半产后因续下血都不绝者；有妊娠下血者，假令妊娠腹中痛，为胞阻，胶艾汤主之。"（《金匮要略·妇人妊娠病脉证并治》）

本条指出妇人出血有三种情况，一是月经淋漓不绝；二是半产之后下血不止；三是妊娠后胞阻而下血，有"胞漏"或"漏胞"之称。这三种的出血，虽然有一定的区别，但均属冲任脉虚，阴血不能内守所致，治之当用温养冲任，调经止漏，以胶艾汤治之。方中以四物养血和血，阿胶滋阴止血，艾叶温经暖宫，甘草以调诸药，既可和血止血，亦可暖宫调经，凡是冲任气虚而引起的经行淋漓不止、妊娠胎漏、经后疼痛等均可用之。

（四）胞脉瘀积，经闭不利

"妇人经水不利，抵当汤主之。"（《金匮要略·妇人杂病脉证并治》）

按妇人经闭有虚实之分，虚者则补而通之，实者则破而行之，凡是瘀血停滞胞脉，以致月经闭而不行者，先用理气化瘀之法（血府逐瘀汤、少腹逐瘀汤之类）而不效者，可用本方治之。对方中之水蛭、虻虫，张锡纯在《医学衷中参西录》中谓："水蛭、虻虫皆为破瘀血之品"，以生用效果好，盖水蛭"原得水之精气而生。炙之，则伤水之精气"。

（五）气虚湿重，经行浮肿

"风湿脉浮身重，汗出恶风者，防己黄芪汤主之。"（《金匮要略·痉湿暍病脉证并治》）

"风水脉浮，身重汗出恶风者，防己黄芪汤主之，腹痛者加芍药。"（《金匮要路·水气病脉证并治》）

"心下有痰饮，胸胁支满，目眩，苓桂术甘汤主之。"（《金匮要略·痰饮咳嗽病脉证并治》）

防己黄芪汤本为风湿表虚或风水表虚而设，苓桂术甘汤为温化痰饮之主方，其用虽然有所区别，但其致病之机制是湿、水、饮为患，三者异名同类均属阴邪，性属黏腻，治之当用温化为法，凡见月经将行而眼睑、下肢微肿者，此属脾气本虚，经水将行，肝木内动而乘尅脾土，以致脾失运化功能，宜健脾益气，温化水湿为法，可用此二方合剂，上则加苏叶，下则加木瓜，以加强其调气渗湿之功。

（六）阴阳失调，经断前后诸症

"百合病者，百脉一宗，悉致其病也。意欲食复不能食，常默默，欲卧不能卧，欲行不能行，饮食或有美时，或有不用闻食臭时，如寒无寒，如热无热，口苦，小便赤，诸药不能治，得药则剧吐利，如有神灵者，身形如和，其脉微数。"（《金匮要略·百合狐惑阴阳毒病脉证并治》）

"百合病不经吐、下、发汗，病形如初者，百合地黄汤主之。"（《金匮要略·百合狐惑阴阳毒病脉证并治》）

"呕而胸满者，茱萸汤主之。"（《金匮要略·呕吐哕下利病脉证并治》）

"妇人脏躁，喜悲伤欲哭，象如神灵所作，数欠伸，甘麦大枣汤主之。"（《金匮要略·妇人杂病脉证并治》）

妇人经断前后，为肾气衰怯，冲任亏虚，常有头晕头痛，失眠，胸痞，不能食，甚则泛恶、欲呕、昏冒等。证有寒热虚实之分，但均属阴阳失调本虚标实之变，治之当以协调阴阳为本，凡是阴液亏损而出现头晕、头痛、口干口渴、心烦不寐、溺黄便结者，宜百合地黄汤配甘麦大枣汤加当归、白芍、夜交藤治之，从而达到滋阴养血，调其冲任的目的。所谓"肝苦急，急食甘以缓之"，服此二方之柔润甘缓，不仅能养其阴血，且能敛收其浮动之虚阳。凡体质肥胖，舌质淡嫩，经行前后头晕目眩，时吐涎沫或泛恶欲呕，胸痞肢麻者，此属正虚标实，为肾阳不足，厥阴肝寒犯胃之变，本着"急则治其标"之旨，以吴茱萸汤治之，方中之吴茱萸苦温，能降肝胃之寒逆；生姜辛温,能散胃中寒饮水气,参、枣甘温,补脾胃气。全方综合,参、草扶正益气,萸、姜散寒化饮。饮化胃和,其呕吐、目眩自止。

二、带下病

带下是妇科的常见病,其致病因素多端,其病性当有寒热虚实之别。但均有不正常的排泄物,故《傅青主女科》有"带下俱是湿症"之说。历来治带,除针对其病因之外,俱不离于湿。脾为土脏,位居中州,上输心肺,下达肝肾,外灌四旁,主升而运化水湿,故治湿必先治脾,脾气健运则湿化,而带下自止。但探本求源,治病必求其本,肾主水,主津液,治肾与治带的关系尤为密切。故温肾健脾为治带的主要法则。

"伤寒八九日,风湿相搏,身体疼烦,不能自转侧,不呕不渴,脉浮虚而涩者,桂枝附子汤主之。若大便坚,小便自利者,去桂加白术汤主之。"(《金匮要略·痉湿暍病脉证并治》)

"风湿相搏,骨节疼烦,掣痛不得屈伸,近之则痛剧,汗出短气,小便不利,恶风不欲去衣,或有微肿者,甘草附子汤主之。"(《金匮要略·痉湿暍病脉证并治》)

"肾著之病,其人身体重,腰中冷,如坐水中,形如水状,反不渴,小便自利,饮食如故,病属下焦,身劳汗出,衣(一作表)里冷湿,久久得之,腰以下冷痛,腹重如带五千钱,甘姜苓术汤主之。"(《金匮要略·五脏风寒积聚病脉证并治》)

桂枝附子汤、白术附子汤、甘草附子汤本为湿证之方,前者重在祛风,中者偏于祛湿,后者则表里阳气皆虚,风湿并重宜之,三方均有温化祛湿的作用。

肾着汤重用干姜配甘草以温中散寒,苓、术健脾除湿,全方有温中散寒、健脾祛湿的作用。凡阳虚寒湿,带下绵绵,色白质稀如水者,可用此四方化裁治之,以此四方合用,则表里之湿尽化,可达治带目的。

83

三、胎前病

胎前的疾病，虽然有多种原因，但胎之所生，赖母之精血以养之，故胎前诸疾，除针对其致病之因以施治外，尚必须注意补肾养血，培元安胎。

（一）妊娠呕吐

"火逆上气，咽喉不利，止逆下气，麦门冬汤主之。"（《金匮要略·肺痿肺痈咳嗽上气病脉证并治》）

本方原为虚热肺痿，肺胃津液亏损而设的主方，如妇女怀孕之后，肺胃阴虚，虚火上炎，呕吐不止，可用本方治之。本方重用麦冬为主药，养胃润燥，并清虚火，用半夏下气化痰、参、草、枣、粳米养胃益气，胃气得养而生津，津液充足，则虚火自敛，呕吐自止，胎之自安。

"卒呕吐，心下痞，膈间有水，眩悸者，小半夏加茯苓汤主之。"（《金匮要略·痰饮咳嗽病脉证并治》）

小半夏加茯苓汤，本为痰饮之邪上犯而设，妇人孕后，心烦胸痞，泛恶时呕清水者，宜此方和胃降逆，温化止呕。

"妊娠呕吐不止，干姜人参半夏丸主之。"（《金匮要略·妇人妊娠病脉证并治》）

此方为胃虚寒饮之主方，凡孕妇呕吐属虚寒者，均可用之。盖方中干姜温中散寒，人参扶正益气，半夏、姜汁蠲饮降逆，中阳得振，寒除饮化，胃气得降，则呕吐得止。但方中之干姜、半夏均为孕妇禁用之品，用者慎之。

（二）妊娠腹痛

"妇人怀娠，腹中疠痛，当归芍药散主之。"（《金匮要略·妇人妊娠病脉证并治》）

本方为妊娠脾胃不和而腹痛的证治，如小便自利，无脚肿者，当去泽泻，可加佛手、砂仁、甘松之类为治。

（三）安胎防漏

"妇人妊娠，宜常服当归散主之。"（《金匮要略·妇人妊娠病脉证并治》）

本方原为妊娠之妇血虚湿热胎动不安的治法，凡妇人屡次堕胎者，可用本方配寿胎丸（菟丝子、寄生、川断、白芍、阿胶）交换服用，有防漏安胎之用。

四、产后病

产后的疾病，其原因多端，但总的来说，是亡血伤津，又虚又瘀，虚实夹杂的病变，因而产后病的治疗，既要补养气血扶正以固本，又要活血通络化瘀以去其标，所以要扶正祛邪并重。

（一）产后腹痛

"产后腹中㽲痛，当归生姜羊肉汤主之；并治腹中寒疝，虚劳不足。"（《金匮要略·妇人产后病脉证并治》）

产后腹痛，有虚实之分。凡腹痛喜按，按之则舒者，此属血虚内寒，宜当归生姜羊肉汤以养血散寒。而实证则有气郁、血瘀之分，而气血郁滞，则宜宣通气血，以枳实芍药散治之，血瘀者，宜活血逐瘀，可用下瘀血汤。虽然此二方均有一定的效果，但与产后气血亏耗不甚相当，故常用生化汤加减为治。

（二）产后尿闭

"虚劳腰痛，少腹拘急，小便不利，八味肾气丸主之。"（《金匮要略·血痹虚劳病脉证并治》）

"夫短气有微饮，当从小便去之，苓桂术甘汤主之。肾气丸亦主之。"（《金匮要略·痰饮咳嗽病脉证并治》）

男子消渴，小便反多，以饮一斗，小便一斗，肾气丸主之。"（《金匮要略·消渴小便不利淋病脉证并治》）

"问曰：妇人病，饮食如故，烦热不得卧，而反倚息者，何也？师曰：此名转胞。不得溺也。以胞系了戾，故致此病，

但利小便则愈，宜肾气丸主之。"（《金匮要略·妇人杂病脉证并治》）

《金匮》用肾气丸者有五：一者是"脚气上入，少腹不仁"；二是治虚劳腰痛，少腹拘急，小便不利；三是短气微饮，当从小便去者；四是治男子消渴，小便反多，以饮一斗，小便一斗；五是治妇人烦热不得卧，但饮食如故之转胞不得溺者。以上的临床症状，虽然有所区别，但其病机皆属肾阳虚衰，气化功能减退之故，故均用肾气丸治之。

产后小便不通，是常见的疾病，凡属阳气不足者，均可用肾气丸为汤治之，以温阳化气，阳振则水自行，如加入大腹皮一味，醒升脾气，则其效尤佳。

（三）产后肢麻

"血痹，阴阳俱微，寸口关上微，尺中小紧，外证身体不仁，如风痹状，黄芪桂枝五物汤主之。"（《金匮要略·血痹虚劳病脉证并治》）

本方有通阳行痹的作用，凡是分娩时出血过多，正气虚衰而出现四肢麻木者，均可用之，平时常加归身、通草以加强其养血行滞的功效。

五、妇科杂病

（一）乳痈痛热

千金苇茎汤原为"治咳有微热，烦满，胸中甲错，是为肺痈"之剂。方中苇茎清肺泄热，薏苡仁、瓜瓣下气排脓，善消内痈，桃仁活血祛瘀，全方有清肺化痰、活血排脓的作用，是治疗肺痈之常用方。新产之妇，调节不慎，或外感六淫之邪，或过食辛热香燥，肥甘厚味，以致郁热而形成乳痈者，可用本方加归尾、赤芍、蒲公英、紫花地丁、银花、连翘治之。

（二）梅核气滞（痰凝气滞）

"妇人咽中如有炙脔，半夏厚朴汤主之。"（《金匮要略·妇

人杂病脉证并治》）

妇人七情郁结，痰凝气滞，上逆于咽喉之间，在证候表现上，自觉咽中梗塞，有异物之感，咯之不出，吞之不下，后人有"梅核气"之称，即可用半夏厚朴汤治之。方中之半夏、厚朴、生姜辛以散结，苦以降逆，配茯苓利水化痰，苏叶芳香、宣气解郁。

（三）阴虚脏躁

"妇人脏躁，喜悲伤欲哭，象如神灵所作，数欠伸，甘麦大枣汤主之。"（《金匮要略·妇人杂病脉证并治》）

凡七情郁结，日久不解，以致气郁化火，导致脏阴不足，宜甘麦大枣汤滋养心脾，润燥缓急，亦即"肝苦急，急食甘以缓之"。

（四）湿毒阴痒

"蛇床子散，温阴中坐药"。（《金匮要略·妇人杂病脉证并治》）

妇人带下，有寒热之分，凡带下色白，质稀而阴痒者，此为湿毒下注，宜本方配土茯苓、槟榔，以加强其苦温燥湿，杀虫解毒之功。

（五）癥瘕积聚

"病疟以月一日发，当以十五日愈，设不差，当月尽解；如其不差，当云何？师曰：此结为癥瘕，名曰疟母，急治之，宜鳖甲煎丸。"（《金匮要略·疟病脉证并治》）

"五劳虚极羸瘦，腹满不能饮食，食伤、忧伤、饮伤、房室伤、饥伤、劳伤、经络荣卫气伤，内有干血，肌肤甲错，两目暗黑。缓中补虚，大黄䗪虫丸主之。"（《金匮要略·血痹虚劳病脉证并治》）

"妇人宿有癥病，经断未及三月，而得漏下不止，胎动在脐上者，为癥痼害。妊娠六月动者，前三月经水利时，胎也。下血者，后断三月衃也。所以血不止者，其癥不去故也，当下

其癥，桂枝茯苓丸主之。"（《金匮要略·妇人妊娠病脉证并治》）

鳖甲煎丸、大黄䗪虫丸、桂枝茯苓丸为治瘀血停滞而引起的癥瘕积聚常用之方剂，但前二者由于药味较多，来源困难，以致不能很好使用，目前最常用为桂枝茯苓丸。本方有活血化瘀的作用，凡由血瘀引起的病证，如月经过多、崩漏、痛经、堕胎、小产或胞衣不下，或恶露绵绵，日久不绝者，均可加减用之。

逍遥散在妇科临床中的应用

逍遥散始载于宋朝《太平惠民和剂局方》，系由张仲景《伤寒论》之四逆散加减化裁而成。本方的适应证范围很广，内、外、妇、儿各科的许多疾病，都可根据病情运用此方加减进行治疗，尤其是在妇科疾病中用得更广泛，为治疗各种妇科疾病的常用代表方剂之一。

一、原方的组成

逍遥散由柴胡、当归、白芍、白术、茯苓、甘草组成，方中除甘草一味用量为五钱之外，其余诸味用量均为一两，共为粗末，每服二钱，水一盏，烧生姜一块切破，薄荷少许，同煎至七分，去渣热服，不拘时候。近代多数改为水煎剂或丸剂使用。作水煎剂时，笔者常用药量如下：柴胡5克，当归9克，白芍9克，白术9克，茯苓9克，薄荷2克，甘草3克，生姜3片。

二、适应证范围

关于本方的适应证，历代名医论述很多。《太平惠民和剂局方》指出："治血虚劳倦，五心烦热，肢体疼痛，头目昏重，心松烦赤，口燥咽干，发热盗汗，减食嗜卧，及血热相搏，月水不调，脐腹胀痛，寒热如疟，又疗室女血弱阴虚，荣卫不和，痰嗽潮热，肢体羸瘦，渐成骨蒸。"明·赵献可《医贯·郁病论》说："予以一方治其木郁，而诸郁皆因而愈。一方者何？逍遥散是也。……凡外感者，俱作郁看，以逍遥散加减出入，无不获效。"徐灵胎《医略六书·女科指要》说本方"治肝脾血虚，临经腹痛，脉弦虚者。……治血虚潮热，月事不调，脉弦虚者。"综上所述，凡证见两胁胀痛，胸闷不舒，嗳气吞酸，营卫不和，寒热往来，头目晕眩，口燥咽干，神倦纳差，妇女月经不调，经行少腹、小腹胀痛，乳房作胀，平时带下量多，色白黄赤稀等，都可应用本方加减治疗。

三、方义简释

对本方的配方用意，《医宗金鉴·删补名医方论》曾有很精要的解释："肝木之所以郁，其说有二：一为土虚不能升木也，一为血少不能养肝也。盖肝为木气，全赖土以滋培，水以灌溉。若中土虚，则木不升而郁，阴血少，则肝不滋而枯。方用白术、茯苓者，助土德以升木也；当归、芍药者，益荣血以养肝也；薄荷解热，甘草和中，独柴胡一味，一以为厥阴之报使，一以升发诸阳。经云：木郁则达之。遂其曲直之性，故名曰逍遥。"根据肝属风木，性喜条达，为藏血之脏，体阴而用阳的理论，笔者认为柴胡是全方的主药，有疏肝解郁，开枢清热之功。配薄荷之辛凉，则其疏解之力更佳；当归、白芍养血敛阴以柔肝；茯苓、白术、甘草健脾和中，煨姜与归、芍配用，能调和气血。金方有补有疏，以补为主，凡属脾气虚弱，血虚肝郁的病变，均可辨证应用。

四、在妇科临床中的应用

（一）月经不调

经者血也，治经必治血，活血先治气，气血与脏腑息息相关，肝藏血而主疏泄，为冲脉之所系，肝气是否条达，直接影响月经的来潮。

1. **经行先期** 肝郁化火，热扰血室，症见经行超前，量多，色深红或暗，质稠秽，伴有口苦咽干，心烦易怒，胸闷乳胀，苔黄舌红，脉弦数者，宜本方去生姜加丹皮、栀子、益母草、藕节、白茅根之类以疏肝解郁、凉血调经。

2. **经行后期** 肝气郁结，疏泄失常，证见经行错后，量多或少，色紫红夹血块，伴有胸胁、乳房、少腹胀甚于痛，心烦失眠，脉细涩，苔薄白，舌质边尖紫暗者，宜本方加合欢花、佛手花、香附、益母草、泽兰之类以疏肝解郁，消滞化瘀。经行量少，色淡质稀夹紫块，脉细弱，舌质淡紫者，此为虚中夹实之证，宜加入首乌、熟地、益母草、北芪之类。

3. **经行胀痛** 肝经经脉循于两胁及少腹，下络阴器，乳头属肝，乳房为阳明胃经所属，凡因肝气郁滞，气机不利，证见经前或经中乳房胀痛，甚至痛不能触，少腹胀痛连及胸胁，烦躁易怒，经行前后不定，量多少不一，色暗红甚或夹块者，宜本方加素馨花、佛手花、香附、益母草治之。舌红脉数者，为肝郁化火，宜去生姜之温，加丹皮、栀子、川楝子之类，以凉血止痛。少腹、小腹疼痛剧烈，唇面发青，肢冷汗出，脉沉紧，苔薄白，舌暗淡者，为寒凝气滞，肝气受遏，宜加肉桂、艾叶、小茴香、台乌药之类，以加强其温经止痛之功。

（二）带下量多

带下以湿为主，治之多责于脾肾二脏。但肝与脾，在生理上有"相克"关系，在病理上有"相乘"、"相侮"之变，而肝之与肾，又是"乙癸"同源关系，故治带亦与肝有关。凡月经不调，经行胸胁不舒，乳房、少腹胀痛，平时带下量多，色白或青，质稀或稠，脉弦细，苔白滑，舌质正常或淡嫩带紫者，可用本方加青皮、炒苡仁、扁豆花、黄饭花、马鞭草之类治之。

（三）胎动不安

妇人在怀孕期间，肝血注入胞宫以养胎元。常导致肝气有余，而失其条达之性。如妊娠数月，证见少腹、小腹胀痛或腰腹胀坠，胸胁痞闷，心烦易怒，嗳气纳差，脉弦滑，苔厚腻而舌暗红者，即为此患，治宜本方加鲜苏叶、佛手花、砂仁壳之类疏肝扶脾，顺气安胎。

（四）新产寒热

新产之后，气血骤虚，营卫不和，邪易乘虚而入，证见发热恶寒，鼻塞头痛，肢节烦疼，脉虚浮，苔薄白，舌淡者，治当扶正祛邪，可用本方加鲜苏叶、生葱白、北荆芥等药。

（五）乳癖

乳头属肝，乳房为阳明胃经所属，七情偏激伤肝，肝病及脾，形成肝脾郁怒，气滞血瘀，积累而成小块于乳房内，初起不疼或胀疼，经将行或经行之时胀疼剧烈，甚至手不能触，经后虽然胀痛有所减轻，但块核依然，触之疼痛加重，此为乳癖。治疗既要软坚消块，又要照顾气血，可用本方加瓜蒌仁、生牡蛎、玄参、浙贝、王不留行、夏枯草之类治之。

91

五、体会

郁证包括气、血、痰、火、食、湿等六郁，均与肝脏有直接关系。因肝主疏泄而性喜条达，气机舒畅或郁结不利，直接与肝有关，故有"治郁不离肝"之说，确属经验之谈。

妇人以血为本，气常有余而血常不足，肝藏血而为冲脉之所系。妇人的病变，尤其是中年妇女月经的疾患，多责之于肝，直接和肝的条达有关，故本方为常用的代表方剂。

本方虽为疏肝扶脾，养血和营，养中有疏之方，但妇女的病变，多属阴血不足，故常加首乌、熟地、麦冬、沙参之类，以加强柔养之功。即使疏肝理气之品，亦多用辛平香淡如合欢花、素馨花之类，防止过燥伤阴。

柴胡为本方主药，但其性偏于升发，清·叶天士曾有柴胡劫阴之说。故临床上有寒热往来，胸胁苦满，口苦咽干等症者，每剂可用9～15克，其余用作调肝疏气者，笔者认为用3～5克即可，这样既能疏解，又不伤阴。

论 四 物 汤

四物汤首载于《太平惠民和剂局方》，是从《金匮要略·妇人妊娠病脉证并治》篇中的胶艾汤衍化而来，具有补血行血，滋阴敛血的作用。凡一切血证的病变，如妇女的经、带、胎、产、乳诸疾，均可用之，为临床常用主要方剂之一。

一、药物配伍与方义

四物汤是由熟地、当归、白芍、川芎四味组成，《太平惠民和剂局方》中用量原为等分，以便医者在临证时根据病情有所增减。后世医家在实践中不断地总结化裁，在剂量的应用上亦有所出入，如宋代陈自明的《妇人大全良方》中用量为当归3克、熟地9克、白芍3克、川芎6克。近代谢利恒之《中国医学大字典》用熟地、当归各9克、白芍6克、川芎4.5克。

方中之熟地性味甘温，能滋阴养血，补肾填精，为本方的主药；当归性味甘温而润，辛香行走，能补血活血，补中有行；川芎辛温，气味芳香，有活血通络，行血导滞之功，能调和肝用；白芍酸寒，养肝和营，滋阴敛血，能和肝之阴。四药相合，有阴有阳，刚柔相济，补中有行，行中有补，使营血调和，周流无阻，则血证诸疾自解。故柯琴认为本方"具生长收藏之用，为血分立法"，确属卓论。

二、治血证的专剂

血证的致病因素，虽然有外感六淫、内伤七情、饮食劳倦等之不同，但究其病机，不外乎邪盛正衰，阴阳升降失调，脏腑功能失常，营卫气血不和而已。气血不和，气病则血病，血病则气亦病，所谓"百病生于气，血为百病之胎"。血病错综复杂，在病位有上下内外之分，在病性则有虚实寒热之别，故在临床上常常概括为血虚、血瘀、血热、血寒四类。四物汤中之地、芍为血中之阴药，芎、归是血中之阳药，两者相合，可升可降，行中有养，补而不滞，是补血活血的良方。肝藏血而主生发，心生血而主血脉，脾主运化而统血，肾藏精而为气血之始，本方既能入肝，又入心脾，更能入肾，故为治疗血证的专剂。根据病证的寒热虚实，病位的上下内外，均可灵活应用，如血瘀加桃仁、红花；血闭加大黄、芒硝；血寒加肉桂、附子；血热加黄连、黄芩；虚热加地骨皮、丹皮；血虚加参、芪等等。

三、妇科的通用方

妇女以血为主，以血为用，妇女的经、孕、产、乳的生理活动，是与血的盛衰、盈亏、通闭息息相关。任脉通畅，太冲脉盛，血海充盈，由满而溢，月事应时而下；要是任脉虚，太冲脉衰少，血海空虚，经源不足，则月经不行；若瘀血停滞，则月经不调、痛经、崩漏，甚或癥瘕等病均可发生。血足气旺才能摄精以受孕，妊娠之后，又需母血不断以养胎，才能保证正常长养而足月顺产；分娩时产妇气血旺盛，则瓜熟蒂落，容易娩出，气血损耗不多，产后恶露正常排出而自止；乳为血所化，哺乳期气血旺盛，则乳汁充沛。若体质瘦弱，气血不足，虽交合而不摄精，以致不孕；纵然偶或受孕，亦是胎萎不长，或分娩艰难；产后也将乳汁不足，质稀薄而少，喂养困难。若妊娠期有瘀血内留，则往往临产时大出血，产后胞宫瘀血内阻，则见恶露不下或不绝、腹痛等等之变。可见妇女的病变，绝大部分是血分的病变。四物汤虽然"不专为女科套剂"，但

93

因其既能补血，又能活血，并入心肝脾肾，以入肝为主，故为一切血证的专剂，历代妇科学家都非常重视此方的运用。如清·武之望的《济阴纲目》将四物汤列于调经诸方之首，并于方后列举加减用法一百三十余条，用之临床，确有疗效，所以也可以说本方是妇科疾病的通用方，对确属于血证的妇科病变，以四物汤随证加减，则疗效可期。

四、加减运用举例

本方组织配伍严密，久经临床考验，疗效可靠。但证情变化多端，方可用而不可泥，如加减不得法，则疗效亦不高。兹将笔者临证加减运用举例如下：

（一）血热诸证

1. 经行超前，量多色红而夹血块，脉滑数，舌红苔黄者，去归、芎加鸡血藤 15 克、丹参 10 克、阿胶 6～9 克（烊化）、鲜白茅根 20～30 克、山栀子 6 克、益母草 15 克，熟地易生地。以芎、归辛窜动火，容易导致出血增多，故以辛甘微温之鸡血藤、苦而微寒之丹参代之，既能补血化瘀，又可防芎、归动血之弊；益母草辛苦微寒，能止血能化瘀，以化为主；阿胶甘平，滋阴止血，白茅根甘凉，栀子苦寒，取其甘苦同用以清热止血。

2. 经行超前，量多，色红，入夜潮热，脉细数，苔少，舌边尖红者，去芎、归，加鸡血藤 15 克、藕节 20 克、地骨皮 9 克、丹皮 9 克、生地 15 克、桑椹 9 克。

3. 经行前后不定，量多少不一，经将行乳房胀疼，心烦胸闷，苔薄白，舌边尖红，脉弦细者，配丹栀逍遥散加合欢花、素馨花、佛手花各 6 克。

4. 血热致瘀，经将行乳房、少腹、小腹胀疼，经行前后不定，量多少不一，经色暗红而夹紫块，脉弦涩，苔薄白，舌边尖有瘀点者，配金铃子散，加泽兰 9 克、苏木 9 克、莪术 5 克。

5. 经行淋漓不净，量或多或少，色淡红，伴头晕、失眠、唇舌干燥，舌红苔少，脉细数者，去芎、归，配二至丸、两地汤。

6. 经行吐衄，多属虚火内动，肝不藏血之变。去芎、归之温升，熟地易为生地，配两地汤，加鸡血藤15克、丹参15克、丹皮6克、旱莲草15克。

（二）血寒诸证

1. 经行错后，量多少不一，色暗红夹块，经行时少腹、小腹胀疼剧烈、按之不减，汗出肢冷，唇面发青，苔白脉沉紧者，此为寒凝血瘀。加制附子9克、小茴香3克、吴茱萸6克、艾叶6克、益母草15克、莪术6克。

2. 经行错后，量少色淡，腰膝酸软，平时带下量多，色白质稀，脉细弱，苔薄白，舌质淡者，此为肾阳虚衰，生化无能，加党参15克、北芪15克、制附子9克、苍术9克、白术12克。

3. 经将行或经中眼胞及下肢浮肿，经行量多，色淡质稀，平时白带量多，大便溏薄，脉虚迟，苔白，舌质淡嫩者，此为脾阳不足，健运失常，配四君子汤，加苍术9克、干姜3克、防风6克、北芪12克。如泄泻的次数较多，宜去当归之滑润、熟地之滞腻，改用鸡血藤15克、何首乌12克。

4. 经行量多，色淡，持续不净，腰膝酸软，脉虚，苔薄白，舌质淡嫩者，此为脾肾阳虚，统藏无能，加党参、北芪各15克，桑螵蛸6克，覆盆子9克，鹿角霜20克。

5. 经闭不行，小腹冷，四肢不温，唇面苍白，脉细，苔白，舌质滑润者，此为阳虚宫寒，宜加党参、北芪各15克，制附子9克，肉桂丝3克（冲服或后下），巴戟天9克，桃仁6克，红花2克。

（三）血虚诸证

1. 经行错后，量少色淡，经后小腹绵绵而痛，脉虚细，苔

95

薄白，舌质淡，唇面苍白者，此为血海空虚，经源不足，宜加党参、北芪各 15 克，桂圆 20～30 克，远志 3 克，佛手 3 克。

2. 经闭不行，腰脊胀酸，膝腿乏力，脉虚细迟，苔薄白，舌质嫩胖者，此为气血亏损，冲任虚衰，宜加党参、北芪各 15 克，紫河车 15 克，制附子 9 克（先煎），肉桂丝 3 克（冲服或后下），巴戟天、补骨脂各 9 克。

3. 多次受孕而屡次堕胎小产，体质瘦弱，脉细弱，舌质淡，苔薄白者，多属气血虚衰，不足以生养胎元，宜加党参、北芪各 15 克，桑寄生 15 克、菟丝子 20 克、川杜仲 15 克、川断 6 克。

4. 产后潮热，头晕目眩，动则心悸，夜难入寐，脉细数无力，苔薄白，舌边尖红者，此为分娩时气血耗损过多，以致营血不和，宜加党参、生北芪各 15 克，枸杞子 12 克，山萸肉 9 克，柴胡 6 克，红枣 9 克。

（四）血瘀诸证

1. 经行前后不定期，量或多或少，行而不畅，色暗红而夹块，少腹、小腹胀疼剧烈，按之不减，脉沉涩、苔薄白，舌边尖有瘀点者，此属气滞血瘀，宜加丹参 15 克、莪术 10 克、元胡 6 克、香附 6 克、益母草 15 克、郁金 9 克。

2. 经闭不行，舌边尖有瘀点，脉迟涩者，此为瘀积内停，胞脉不通，宜加桃仁、红花各 6 克，路路通 15 克，牛膝 6 克，水蛭粉 1.5 克（冲服）。

3. 漏下日久，经血紫黑夹块，少腹、小腹胀疼剧烈，唇舌有紫斑，脉沉紧或迟涩者，此为瘀积为患，新血不得归经，宜加海螵蛸 9 克，茜根 9 克，益母草、鸡血藤各 15 克，失笑散。

4. 产后胞衣不下，多由气血不足，瘀积内停，宜去熟地之腻，白芍之收，加党参、北芪各 15 克，枳实、牛膝、厚朴各 6 克，益母草 30 克。

5. 癥瘕肿块，是由于血瘀结聚，宜配桂枝茯苓丸、失笑散、益母草、丹参、莪术、猫爪草之类。

总而言之，四物汤是治疗血证的专剂，是妇科疾病的通用方，不论对配伍和方义的研究，还是在加减运用方面，前贤都有全面的论述，只要能结合实际，针对病情，它的疗效是很好的。

五、小结

1. 血以调和为贵，以通畅为用。四物汤既能补血，又能活血，故为血证的专剂；又因妇女以血为主，以血为用，经、胎、产、乳等与血有极为密切的关系，故四物汤又是妇科疾病的通用方。

2. 妇女虽然"有余于气而不足于血"，但由于血与气有相互为用的密切关系，阳生则阴长，气旺即能生血，故治血不忘治气，常常配合气药应用。

3. 血本属阴，血虚则阴亏，养血常与滋阴并用，如肝肾亏损引起的月经不调，既要养血柔肝，又要滋阴补肾。

4. 四物汤的组成，虽然阴阳配合，刚柔相济，但总的来说，仍偏重于温养，凡出血量多者，用之宜加重甘柔之品，以防芎、归之辛窜动血。

5. 以上根据寒热虚实证而进行的加减运用，仅指一般而言，其实临床所见，往往寒热相兼，虚瘀错杂，务宜辨别其新旧先后，标本缓急，审详而用之。

张景岳妇科学术思想初探

张景岳为明代一大医家，博学多才，医理精通，技术高明，经验丰富，对妇女的月经、带下、胎孕、产后等病变，曾有极为精辟的论述。兹根据《景岳全书·妇人规》的内容，结合个人学习的体会，加以扼要的介绍，有错误之处，请斧正。

一、月经三本，其根在肾

经者血也。血为五脏精气之所化，其"生化于脾，总统于心，藏受于肝，宣布于肺，施泄于肾"（《妇人规·经脉类·经不调》）。在脏腑经脉之中，胃主受纳腐熟而为水谷之海，是水谷精微之源泉；脾主运化而统血，为气血生化之源；心为阳中之阳而生血，为胞脉之所属；冲脉丽阳明而为五脏六腑之血海，所以景岳特别强调"月经三本，所重在冲脉，所重在胃气，所重在心脾生化之源耳"（《妇人规·经脉类·月经之本》），血旺则经行自调，然三本之中，以冲脉为首。冲脉是否旺盛，一赖于五脏六腑阴血的来源，二赖于肾气的强弱，既要五脏功能正常，阴血生化不息，又要"肾气盛……天癸至，任脉通，太冲脉盛，月事以时下。"（《素问·上古天真论》）天癸是否依时而至，任脉是否通畅，太冲脉是否旺盛，取决于肾气的盛衰。所以说冲脉、胃气、心脾虽然均为月经之本，若是进一步溯本求源，分清来龙去脉，则月经的根源在于肾，只有先天济后天，后天养先天，两者相互为用，精血充沛而经行自调。

二、淋带微甚，总由命门

带浊为病，证情错综而复杂，有因外感六淫为患，有因内伤七情所致。景岳特别强调"不遂"、"太遂"、"遂而不遂"及房室之劳等病因，如其在《妇人规·带浊遗淋类·带下》中指出："凡妇人淋带，虽分微甚，而实为同类，盖带其微而淋其甚者也，总由命门不固。而不固之病，其因有六：盖一心旌之摇之也，心旌摇则命门应，命门应则失其所守，此由于不遂者也；一以多欲之滑之也，情欲无度，纵肆不节则精道滑而命门不禁，此由于太遂者也；一以房室之逆之也，凡男女相临，迟速有异，此际权由男子，妇人情兴，多致中道而止，止则逆，逆则为浊为淋,此由于遂而不遂,乃女子之最多,而最不肯言者也。以上三证,凡带浊之由乎此者十居八九。"这里景岳指出淋带虽为同类而有微甚之分,总由命门之不固。当然,景岳在强调房室为患引起病变的同时,并不否认其他的致病因素,所以他接着便说:"此三者之外,则尚有湿热下流者,有虚寒不固者,有脾肾亏陷而不能收摄者。"景岳此论,固然不能囊括带浊的所有病因,但对临床仍有重要指导意义。盖带浊者,不外乎水湿不化和精液津血的滑脱。脾为土脏,主运化水湿而升清,肾主水而为封藏之本,脾虚不运,则水湿不化,清气不升,反而下流;肾气亏虚,则蒸腾、封藏无能,故带浊绵绵。"命门总主乎两肾,而两肾皆属命门。"脾肾的亏虚,致命门不固,所以治带、治淋,除随证施治之外,还要着眼于脾和肾,着眼于命门。

三、胎病多端,以虚为主

胎孕之为病,有内因,也有外因,其证甚为复杂。"盖胎气不安,必有所因,或虚或实,或寒或热,皆能为胎气之病。去其所病,便是安胎之法,故安胎之方不可执,亦不可泥其月数,但当随证随经,因其病而药之,乃为至善。若谓白术、黄芩乃安胎之圣药,执而用之,鲜不误矣。"(《妇人规·胎孕类·安胎》)这里景岳明确指出胎孕之病有寒、热、虚、实的不同,治之应当药随证用,不可执泥固定之方,以治灵活多变之病,否则纵然如白术、黄芩之所谓"安胎圣药",亦非所宜。可是,景岳在强调"当察其所致之由,因病而调"的同时,又特别指出胎病"总不离于气血之虚"。如言:"凡胎孕不固,无非气血损伤之病,盖气虚则提摄不固,血虚则灌溉不周"(《妇人规·胎孕类·数堕胎》),"胎不长者,亦惟血气之不足耳。"(《妇人规·胎孕类·胎不长》)诚然,妇女在怀孕期间,由于气血骤然汇集胞宫以温养胎元,母体气血相对地不足,以致往

99

往有偏虚的现象。但气血不足之原因多端，有先天之影响，如禀赋本虚；也有后天之因素，如外感六淫之邪、七情过极所伤、房室不慎、跌仆损伤、药食不当等，是故证当有寒热虚实之分，或虚中夹实，或实中有虚，或寒热错杂。以景岳之博学而识广，当明乎此，决不会以纯虚纯补立论，其所以言胎病"总不离于血气之虚"，亦不外乎告诫同人以至后学，在辨证立法之时，要从照顾气血的生发着眼，凡是阻碍气机，耗伤气血之品，均非所宜。学习先贤，务必领其要旨，神而明之，不可执而不化，否则便要犯"虚虚实实"之戒！

四、产后为病，毋泥于虚

对产后之病，丹溪曾有"产后无得令虚，当大补气血为先，虽有杂证，以末治之"（《丹溪心法·产后》）之论。景岳初时，亦非常信服之，随着临床实践的不断深入，学验俱增，便逐渐对其产生怀疑，他说："凡产后气血俱去，诚多虚证，然有虚者，有不虚者，有全实者，凡此三者，但当随证随人辨其虚实，以常法治疗，不得执有诚心概行大补，以致助邪，此辨之不可不真也。"（《妇人规·产后类·论产后当大补气血》）景岳此说，指出新产妇"有虚"、"有不虚"、"有全实"之分，确是符合临床实际的，是公允之评论。盖新产之妇，气血耗损过多，固然常有虚证之变，但产褥过程，不无离经之血，"既是离经之血，虽清血鲜血，亦是瘀血。"（《血证论·瘀血》）另外外感客邪，内伤七情，饮食不慎等，亦可引起产后病。故产后之病，多是寒热错杂，虚实并见，临证当察其寒热虚实，辨其虚瘀之熟轻熟重，权其标本缓急，以虚为主者，当调补气血为先；瘀血停滞胞宫，以致恶露不止，或乍寒乍热，或小腹硬痛者，当祛瘀以生新，俾瘀血去则新血自生，营卫调和而正气可复。倘若不能知常达变，拘泥于"虽有杂证，以末治之"之说，则难免贻误病情，悔之莫及。

五、治妇人病，重在脾肾

景岳认为妇女之病变，"病之肇端，则或由思虑，或由郁怒，或以积劳，或以六淫、饮食，多起于心肺肝脾四脏，及其甚也，则四脏相移，心归脾肾。盖阳分日亏，则饮食日减，而脾气胃气竭矣；阴分日亏，则精血日涸，而冲任肾气竭矣，故子曰：阳邪之至，害必归阴；五脏之伤，穷必及肾，此源流之必然，即治疗之要着。"（《妇人规·经脉类·经脉诸脏病因》）外感客邪，郁怒忧思内伤，或房室劳倦等，可导致脏腑功能失常，气血生化无源，所以他主张"治妇人之病，当以经血为先。"（《妇人规·经脉类·经脉诸脏病因》）因为，妇女以血为主，又以血为用，五脏功能不和，气血失调，均足致疾病丛生，应从调理气血着眼。而脾为后天，是气血生化之源，肾为先天，是气血之始，气血之盈亏，尤与脾肾密切相关。故在治疗上，必须重在脾与肾，正如景岳所说："调经之要，贵在补脾胃以资血之源，养肾气以安血之室，知斯二者，则尽善矣。"（《妇人规·经脉类·经不调》）温补脾肾，既可以促进气血生化之恢复，又能调节气血储藏运行，经脉旺盛，营卫调和，则诸病不生。

101

试论胎教

妇女从怀孕到分娩这段时间，孕妇本身除了注意起居适度，饮食有节，心悦神怡，不妄作劳，防止外邪侵犯，保证身心健康之外，同时还要加强自身的精神品德的修养和教育，使之"外象而内感"，借以促进胎儿的智力发育。这就叫做胎教。

胎教之说，由来已久。早在汉代《史记》中对妇女妊娠就有关于胎教的记载。嗣后不少的医家，在此基础上，逐步有所发展。到了宋代，便有"胎教"的专篇论述，其内容日益完善，不仅指出了胎教有利于胎儿发育和聪明才智的一面，也指出了不注意胎教危害无穷的一面。

胎教的学说，本来是我们的祖先从长期的生活和医疗实践中总结出来的理论，是经得起实践考验的。但由于当时的社会环境等因素，难免渗杂了一些不健康的内容，因此长期以来，不为人们所重视，甚或诬之为迷信、糟粕。其实，只要我们能深入研究，它确有科学的价值。胎儿在母腹之中，依赖孕妇的气血津液的滋养，才能逐渐发育长大。所以孕妇体质的强弱，气血的盈亏，神志的喜怒，禀赋的勇怯等，都直接影响到胎儿；同时外界环境的清静或喧扰，空气的新鲜或污浊，各种良性或恶性的刺激，都能影响孕妇的身心健康，间接影响胎儿，导致贤智或不肖，这便是"外象而内感"的结果。

胎教的内容相当广泛，现在综合扼要分述如次。

父强母壮，适时而婚。人类下一代的健康或羸瘦，聪明才智或愚痴不肖，在很大的程度上取决于父母的体质是否健康，心灵是否善良，这因父母的精血是凝成胚胎的基本物质。父母体质的强弱，情志的喜怒等，直接影响到胎儿，"禀于清者，其子聪明智慧，寿而且康；禀于浊者，愚痴不寿。"同时，还要注意父母的婚配年龄是否及时恰当，体质的强弱是否相称，古人有"父少母老，产女必羸；母壮父衰，生男必弱"和"羸女及时而嫁，弱男宜待壮而婚"之言。当然，从唯物辩证的观点看来，世界上没有不可改变的事物，人们的健康及聪明才智，是可以从实践锻炼和不断的学习中得来的，但也不可否认，从遗传的角度看来，先天因素不容忽视，而父母的婚配和健康如何，便是先天因素的主要内容。父母的体质强壮，心地善良，婚配合时，则所生子女多数玲珑活泼，健康可爱；否则纵能生育，其子女往往虚弱不堪，或痴呆不灵。

调摄精神，防御外邪。历代医家根据《内经》"虚邪贼风，避之有时，恬惔虚无，真气从之，精神内守，病安从来"（《素问·上古天真论》》的预防思想，强调人们的情志活动与疾病发生有极为密切的关系。精神上过度的强烈刺激或长期的忧郁，都足以影响人体脏腑气血的正常功能活动，因而引起疾病，尤其是妇人受孕后生理上的急剧变化，往往情志容易波动，所以更需强调"调心神，和情性"。同时，还要"寝兴以时，出处以节，可以高明，可以周密，使雾露之邪，不得投间而入"。要保持情志舒畅，气血调达，精神充沛，才能防止外邪的侵袭，从而杜绝疾病的发生，促进胎儿的正常发育生长。

独居静室，节忌房事。孕妇的语言行动、思想的起伏、环境的清浊，均与胎儿的发育息息相关。如果心地善良，洁身自爱，居住环境优美，则生育男女，多是健康敏捷的；反之，胎儿多是中途夭折，纵或能足月生下，往往是呆笨或凶恶。所以古人强调孕妇要做到居住简静，目不视邪色，耳不听淫声。当然，我们国家的底子还薄，目前的住房还有一定的困难，不可能每一孕妇休息睡眠时都能独居静室，但知有所节制，减少可为可不为之事，避免邪恶之声和淫秽之色，建立善良、诚恳的人生观，还是可以做到的，这对孕妇的身心健康，对胎儿的发育和成长，都是有利的。

劳逸结合，气血通畅。《素问·宣明五气》云："久视伤血，久卧伤气，久坐伤肉，久立伤骨，久行伤筋。"指出了过劳过逸，有损于人体，不利于健康。平人尚且如此，孕妇更要注意劳逸适度。我们前人主张"胎孕须要频步行，宽缓日行三千步"的同时，要"作劳不妄"，达到气血调和，使诸邪不得干忤。对于劳与逸的问题，汉代名医华陀曾明确地指出：人体欲得劳动，但不当使之极耳。动摇则谷气得消，血脉流通，病不能生，譬犹户枢，终不朽也。可见在怀孕期间，适当参加轻微的体力劳动经常散步于园林之中，沐浴朝阳，做到劳中有逸，逸中有劳，既不过劳，也不过逸，对保证孕妇的健康，促进胎儿的成长有积极的意义。

103

慎用药饵，中病即止。防病重于治病，这是积极的措施，但万一孕妇起居失常，或饮食不节等，那就免不了要用针药治疗。古人强调孕妇不能随便擅自用药，必须遵照医嘱服药，同时要中病即止。治疗孕妇的疾病，不仅要治病，而且要安胎，也就是说，既要设法驱除病邪，调和气血，恢复母体的健康，又要保护胎儿，使之不断成长，若是用药不当，过用耗气伤血之品，都会导致胎儿的夭折，或生后畸形怪象。

"胎教"之说，由来已久，具有一定的科学性。愿"胎教"这朵久经风霜的奇葩，永远在优生的园地里芬芳吐艳。

下篇 医 案

月 经 疾 病

月经疾病，是指月经的周期、经量、经色、经质的改变，并伴有一定的症状，如经行浮肿、经行吐衄、经行腹痛剧烈等。

月经病的致病因素，虽然有虚实寒热等多方面，但终归是气血的失调、脏腑的不和、冲任的亏损。故月经病的治疗，在辨证的基础上，总以调理气血为主。气血协调，五脏安和，冲任旺盛，经脉通畅，则经行正常。

月经不调八例

例一：覃某，女，22 岁，某学院工人，未婚，1972 年 12 月 13 日初诊。

长期以来，经行错后，二个月或三个月一行，量少而色红，经将行乳房及少腹、小腹胀疼，胀过于痛，按之不减，经行之后则舒。平时腰酸，入寐不佳，余无特殊。脉弦细，苔薄白，舌边尖有暗黑点。

诊断：月经不调。

辨证：肝气郁滞、血行不畅。

治则：疏肝理气，活血化瘀。

处方：当归 9 克，川芎 6 克，生地 12 克，赤芍 9 克，桃仁 6 克，红花 2 克，坤草 9 克，柴胡 5 克，香附 9 克。每日水煎服一剂，连服三剂。

二诊（1973 年 2 月 23 日）：上方服后，经前诸症减轻，月经按期来潮，但感头晕耳鸣，脉沉细，苔薄白，舌质淡而边尖有紫暗点。恐化瘀攻伐太过，转以养血为主，处方如下：

鸡血藤 18 克，黄精 18 克，艾叶 6 克，白芍 9 克，归身 9 克，阿胶 9 克（烊化），柴胡 2 克，甘草 5 克，红枣 10 克。每日一剂，水煎服，连服三剂。

三诊（3 月 7 日）：经行周期正常，色量一般，脉细缓，苔薄白，舌边尖瘀点。守上方加坤草 9 克、川杞子 9 克。每日水煎服一剂，连服五剂，以巩固疗效。观察三个月，经行正常。

按语： 肝藏血而主疏泄，肝气郁滞，则经脉不利，故经行错后而量少，少腹、小腹胀疼。以桃红四物汤加坤草活血化瘀，柴胡、香附调达肝气，疏通化瘀并用，故药到病除。二诊时患者头晕耳鸣，恐伐过用，故减去桃仁、红花、赤芍，以甘平微温之鸡血藤代之，取其既能行血，又能补血。三诊时之所以加入坤草、枸杞子，前者取其既能化瘀又能止血之功，后者甘平，能调养肝肾，从而达到养中有疏，补中有化，标本兼顾，巩固疗效的目的。

例二： 莫某，女，31 岁，南宁市某综合厂工人，已婚，1974 年 6 月 5 日初诊。

1969 年元月结婚，当年 9 月及 1972 年 7 月先后两次流产，每次均行清宫，嗣后开始经行错后 50～70 天，量中等，色紫黑有块，经行淋漓不畅。如用激素治疗，则超前 3～5 天，经前乳房胀疼，阴道疼肿。平时头晕，少量带下，色白质稀，两侧少腹隐痛，按之则舒。胃纳、二便正常，脉细滑，苔薄白。

诊断：月经不调。

辨证：冲任亏损，痰湿郁滞。

治则：健脾疏肝，养血调经。

处方：归身 12 克，川芎 3 克，云苓 12 克，法夏 9 克，坤草 9 克，素馨花 5 克，陈皮 3 克，甘草 3 克。每日水煎服一剂，连服三剂。

二诊（6 月 10 日）：服上方后，脘腹舒适，少腹不隐痛。药既对症，守方加佛手 9 克，去素馨花。每日水煎服一剂，连服三剂。

三诊（6 月 17 日）：除腰痛之外，余无不适。脉沉细，苔薄白。拟加重温养之品。

药用：制附子 9 克（先煎），云苓 12 克，白术 9 克，党参 18 克，白芍 9 克，菟丝子 9 克，淫羊藿 9 克，川断 9 克，红枣 9 克。每日水煎服一剂，连服三剂。

四诊（6 月 24 日）：昨日月经来潮，色量均佳，除腰微胀之外，余无不适。拟补养气血为主。

药用：归身 12 克，川芎 3 克，白芍 5 克，熟地 15 克，桑寄生 15 克，党参 12 克，北芪 15 克，坤草 9 克，炙草 6 克。每日水煎服一剂，连服三剂。

五诊（8 月 28 日）：两月无经行，倦怠，不想食，晨起欲呕。脉细滑，苔薄白，舌质正常。尿妊免试验阳性。拟健脾和胃，顺气安胎之法。

药用：党参 15 克，云苓 9 克，白术 5 克，陈皮 3 克，苏叶 5 克（后下），砂仁壳 2 克，生姜 6 克，红枣 6 克。每日水煎服一剂，连服三剂。

按语：冲主血海，任主诸阴，二脉为肝之所系。冲脉亏损，故经行错后，色紫黑有块，淋沥不畅。肝脉络阴器，乳房为阳明之所属，经将行则肝火内煽，故阴道肿痛，乳房胀疼。肝木不荣，波及脾土，以致脾不健运，痰湿郁滞，故两侧少腹隐痛，带下色白质稀。有是症则用是药，故以入冲脉之当归、川芎补血活血，用茯苓、半夏、陈皮温化痰湿，理气和中，素馨花调舒肝气，甘草一味，既能调和诸药，更能"和冲脉之逆，缓带脉之急"。药既对症，疗效可期。二诊之后，转用温肾健脾之法，实取扶正以固本，先天后天并补，气血旺盛，故经调而受孕。

例三：贾某，女，35岁，南宁地区某站干部，已婚，1973年12月12日初诊。

十八岁月经初潮之后，即闭止不行，每次均用中药（药名不详）治疗，月经始行。二十三岁结婚，婚后第一胎人工引产。以后连续七次小产，每次均行清宫。平时阴道无分泌物，现经行错后，色红，有紫块如拇指大，经中腰及少腹、小腹胀痛剧烈，紫块排出则痛减，能寐而多梦，胃纳可以，二便正常。

前日开始头晕而重，鼻塞咳嗽有痰，色白。脉浮弦，苔薄白黄，舌红中有裂纹，舌尖有暗点，体质肥胖。

诊断：①月经不调；②外感风寒。

辨证：冲任亏损，瘀积停滞；禀赋不足，易感外邪。

治则：急则治其标，先以疏解；缓则治本，再行调经。

处方：当归9克，川芎3克，苏叶6克（后下），香附6克，白芷5克，前胡9克，北杏仁9克，陈皮3克，甘草3克。水煎服二剂，每日一剂。

二诊（12月14日）：药已，外邪消失。拟改用补肾养血，活血化瘀以治本，徐图根治。

药用：鸡血藤30克，菟丝子20克，枸杞子10克，车前子10克，覆盆子10克，五味子5克，益母草9克，苏木9克，三棱5克。水煎服五剂，每日一剂。

三诊（12月26日）：药已，无不适。仍守上方去三棱，加莪术5克、首乌12克。水煎服五剂，每日一剂。

四诊（1974年1月4日）：经水逾期未至，拟温养为法。

药用：当归12克，党参12克，川芎6克，白芍5克，熟地15克，艾叶9克，益智仁9克，益母草15克，炙甘草5克。水煎服五剂，每日一剂。

五诊（1月10日）：精神良好，寐纳俱佳，大小便正常，但仍无经行。脉细缓，苔薄白，舌尖有暗红点。拟从肾论治，以促经源。

药用：菟丝子20克，党参12克，首乌15克，车前子9克，川杞子9克，覆盆子9克，茺蔚子12克，淫羊藿9克，女贞子9克。水煎服五剂，每日一剂。

六诊（2月3日）：上方服后，元月16日月经来潮，色暗红，紫块较上次少，量较上次多，经中少腹、小腹疼痛减轻。仍宗上法出入。

药用：鸡血藤30克，党参15克，菟丝子12克，女贞子9克，淫羊藿9克，胡芦巴9克，胡桃仁9克，云苓9克，益母草9克，骨碎补10克，苏木9克。水煎服十剂，每日一剂。

七诊（3月25日）：上方服后，经行周期正常，经中无不适。现腰脊及肘关节疼痛，脉沉细，苔薄白，舌质一般。拟养血舒筋，活络止痛之法。

药用：鸡血藤24克，桑枝18克，首乌15克，川断12克，川杜仲12克，益智仁9克，怀山药15克，台乌药9克。水煎服三剂，每日一剂。

八诊（7月20日）：自末次月经（5月26日）迄今未行。现疲倦，厌食，泛恶欲呕，脉细滑，苔薄白，舌质一般。（尿妊免试验阳性）。拟健脾和胃，顺气安胎之法。

药用：太子参15克，云苓15克，白术9克，陈皮3克，苏叶3克（后下），砂仁2克，生姜10克。水煎服三剂，每日一剂。

九诊（7月26日）：心烦心悸，时欲呕，脉舌如上，仍守上方三剂。

十诊（8月1日）：泛恶欲呕减轻，稍能食。嘱勿须服药，以食养调之。1976年2月顺产一男孩。

按语：主闭藏者，肾也。患者屡次堕胎，显系肾失封藏，冲任不固所致，为亏损之征。但经中腰及少腹、小腹胀疼剧烈，经质有紫块如拇指大，此又为瘀实之变。既是虚实夹杂，孰为主，孰为次，当是辨治之首要关键。遵《内经》："谨察间甚，以意调之，间者并行，甚者独行"之旨。从本例之脉证，衡其轻重缓急，以"间者并行"为切当，始终以温养扶正为主，根据不同阶段，酌用鸡血藤、苏木、莪术、三棱之类以化瘀。标本并治，攻补兼施，以本、以补为主。历经八月余治疗，前后共服药四十余剂，瘤疾解除，经调而受孕。

例四：陈某，女，23岁，南宁某厂工人，已婚，1974年6月26日初诊。

十六岁月经初潮，隔一年之后才第二次来潮，但自十九岁以后，均须服药、打针（药名不详）始能行经，量少，色淡，夹血块，平时头晕头痛，寐纳欠佳，小便多，大便溏薄。脉虚细，苔薄白，舌质淡。

诊断：月经不调。

辨证：脾肾气虚，冲任不足。

治则：温补脾肾，调养冲任。

处方：党参15克，北芪12克，白术9克，云苓9克，归身9克，熟地12克，巴戟天9克，菟丝子9克，坤草9克。每日水煎服一剂，连服六剂。

二诊（7月10日）：药后带下较多，色白，大便溏薄，余无特殊，脉舌如上。拟健脾为主。

药用：党参15克，白术9克，云苓9克，陈皮5克，香附9克，柴胡5克，甘草3克。每日水煎服一剂，连服三剂。

三诊（7月17日）：带下量少，但腰背酸困，脉虚细，苔薄白，舌质淡，拟转用温养肝肾为主。

药用：归身12克，川芎9克，熟地12克，巴戟天9克，补骨脂15克，党参12克，牛膝5克。每日水煎服一剂，连服三剂。

四诊（7月20日）：经期已至，仍未来潮，纳差，大便溏薄，每日三次，苔薄白，舌尖红，脉虚细。拟益气养血以催经。

药用：归身12克，川芎5克，党参12克，白术9克，怀山药15克，补骨脂9克，益母草15克，怀牛膝5克。每日水煎服一剂，连服三剂。

五诊（7月31日）：25日经行，色量比上月好，能食，大便正常。脉细，苔薄白。转以补肾为重点。

药用：菟丝子15克，覆盆子9克，川杞子9克，车前子9克，五味子5克，党参15克，归身9克，巴戟天9克，补骨脂9克。每日水煎服一剂，连服六剂。

六诊（8月12日）：寐纳俱佳，精神好，脉搏缓和，舌苔正常。药既对症，守方再服六剂。

七诊（8月27日）：经期虽到而未潮，脉舌如上。拟先后天并治，针药同用。

1. 归身12克，川芎5克，白芍5克，熟地15克，党参15克，炙黄芪15克，胡桃肉15克，白术9克，益母草9克，红枣10克。水煎服三剂。

2. 菟丝子15克，车前子9克，覆盆子9克，川杞子9克，五味子5克，党参15克，淫羊藿9克，蛇床子5克，柴胡3克，红枣10克。水煎服三剂。

以上二方交换服用，周而复始。

3. 自用艾条温和灸以下穴位：

（1）中极、水道、三阴交。

（2）关元、归来、足三里。

每次灸10～15分钟，每晚用一组穴位，交替使用。

9月9日追诉：自用上方治疗之后，经行周期正常，色量均佳。以后停药观察三个月，经行正常，并已受孕。

按语： 脾为气血生化之源，肾是气血之始，脾肾气虚，则冲任不足，血海空虚，故有经行错后而量少、色淡等之变。初诊到四诊，脾、肾、肝并治，从而冲任渐盛，任脉通畅，故经行色量较佳。五诊时急于求成，偏用补肾之剂，以为平补阴阳，则能促进经源的充溢，但脾与肾有先后天的密切关系，肾的充养，有赖于脾的健运；而脾的健运，离不了肾的温煦。七诊时考虑到症本不足，禀赋之虚，非急速所能见功，乃复用脾肾同治，针药并用，除服药之外，加灸关元、中极等穴位，促使气血旺盛，温养冲任，故经行周期正常，色量均佳。

例五：林某，女，26 岁，某学院幼儿园教师，已婚，1977 年 3 月 22 日初诊。

经行超前，量少，色淡，经中少腹、小腹胀疼，腰痛如折，结婚二年，虽双方共同生活，迄今未孕，余无特殊。脉虚细，苔薄白，舌质淡。

诊断：月经不调。

辨证：气血两虚，统摄不固。

治则：双补气血，以生经源。

处方：党参 15 克，归身 9 克，白术 9 克，熟地 15 克，炙北芪 15 克，白芍 5 克，云苓 5 克，远志 3 克，五味子 5 克，玉桂 2 克（后下），陈皮 2 克，坤草 9 克，炙甘草 5 克。每日水煎服一剂，连服三剂。

二诊（4 月 22 日）：12～17 日经行，周期正常，色红，量较上月多，经中腰及少腹、小腹胀疼轻微，脉舌如上。仍以补养气血为主。

药用：党参 15 克，炙北芪 12 克，归身 9 克，白芍 6 克，熟地 15 克，艾叶 2 克，坤草 9 克，香附 9 克，红枣 9 克。每日水煎服一剂，连服三剂。

三诊（5 月 10 日）：昨日月经来潮，现少腹仍轻微疼痛，脉虚细，苔薄白，舌质淡。拟补养为主，佐以化瘀。

药用：鸡血藤 15 克，当归 9 克，川芎 6 克，白芍 9 克，熟地 12 克，党参 9 克，炙北芪 12 克，坤草 9 克，苏木 9 克，莪术 3 克，红枣 9 克。每日水煎服一剂，连服三剂。

以后追访，经行正常，并已受孕。

按语：经者血也，血者阴也。阴血不足，血海空虚，故经行量少而色淡；血虚则气虚，气虚则不摄血，故经行超前；腰为肾之外府，血虚则失养，故腰痛如折。症本阴血不足，故以人参养荣汤治之，从而收到"五脏交养互益"之功。三诊时适经中少腹胀痛，恐离经之血不净，故在补养之中，酌加苏木、莪术以导滞化瘀。治疗着眼点始终在双补气血，气血旺盛，则经行自调。

例六：黄某，女，28 岁，南宁市某中学教师，已婚，1978 年 2 月 24 日初诊。

十二岁月经初潮，一向错后 10～20 天，量一般，色泽尚好。去年八月份结婚，婚后双方共同生活，经行仍错后，量少，色暗淡，但经中无所苦。现经行刚净第二天。脉沉细弱，苔薄白，舌质淡。

诊断：月经不调。

辨证：气血不足，冲任两虚。

治则：补益气血，温养冲任。

处方：归身 9 克，川芎 5 克，白芍 9 克，首乌 15 克，炙黄芪 12 克，党参 12 克，菟丝子 15 克，川杞子 12 克，肉苁蓉 15 克，淫羊藿 15 克，柴胡 3 克，炙甘草 3 克。每日水煎服一剂，连服三剂。

二诊（3 月 1 日）：药已无不适，但大便较软。去肉苁蓉之温润，加坤草 12 克，再服三剂。

三诊（3 月 13 日）：十一日阴道见红一滴，脉细，苔薄白，舌质淡，此为经行之兆，仍守上法出入。

药用：北芪 15 克，党参 12 克，首乌 15 克，菟丝子 15 克，淫羊藿 15 克，归身 9 克，川芎 3 克，白芍 9 克，益母草 9

113

克。每日水煎服一剂，连服三剂。

四诊（3月23日）：十六日正式经行，量比上月多，色泽较好，脉细，舌苔正常。拟双补气血为治。

药用：归身9克，川芎3克，白芍5克，熟地5克，党参12克，云苓5克，白术9克，炙黄芪15克，玉桂丝2克（后下），淫羊藿15克，炙草5克。每日水煎服一剂，连服五剂。

五诊（8月11日）：服上方之后，经行调和，色量均佳。现已受孕四月余，胃脘时感胀疼，步行较快时小腹有拘急之感，脉细滑，苔薄白，舌质正常。此为胎动不安之兆，拟用壮腰健脾，顺气安胎之法。

药用：党参15克，白术9克，云苓5克，桑寄生15克，川断12克，砂仁2克，苏叶3克，陈皮3克，炙甘草5克。每日水煎服一剂，连服三剂。

按语：《内经》有言："肾气盛，天癸至，任脉通，太冲脉盛，月事以时下"。患者长期经行错后，量少而色暗淡，显系气血不足，冲任两虚所致。故以圣愈汤补益气血，菟丝子、枸杞子、肉苁蓉、淫羊藿温肾暖肝，炙甘草入脾而调和诸药，用少量柴胡者，取其舒肝气之功，在补养之中有升发在焉。五诊时为胎动不安之兆，治之重在安胎，脾肾双补，佐以顺气，旨在加强主蛰固藏之功。

例七：林某，女，26岁，自治区某招待所会计，已婚，1978年5月21日初诊。

十八岁月经初潮，一向周期、色量基本正常。去年"五一"节结婚，后服避孕药，经行紊乱，前后不定，量多少不一，经行时少腹、小腹疼痛剧烈，经色紫暗夹块。自今年元月起停服避孕药，经行时少腹、小腹不痛，但仍错后一周左右，量中等，第一天色暗，第二天色淡红，伴头晕、腰酸，余无不适。脉沉细，苔薄白，舌质淡红。

诊断：①月经不调；②痛经。

辨证：肝肾气虚，胞宫寒冷。

治则：温肾暖肝，补养冲任。

处方：归身9克，川芎5克，白芍9克，首乌15克，艾叶6克，菟丝子12克，党参12克，制附子9克（先煎），蛇床子3克，吴茱萸2克，炙甘草5克。每日水煎服一剂，连服三剂。

二诊（6月16日）：服上方，寐纳俱佳，经行无腹痛，量中等，色红，但周期仍错后。脉沉细，苔薄白，舌尖红。拟补益气血以调经。

药用：归身9克，川芎5克，白芍9克，首乌15克，艾叶6克，吴茱萸1.5克，党参12克，炙北芪15克，益母草15克。每日水煎服一剂，连服六剂。

三诊（8月9日）：药已，经行不疼，周期正常，色量俱佳。仍守上方，再服三剂。

四诊（11月6日）：已孕三月余，六脉平和，既无所苦，不需服药，食养调之。

按语：患者十八岁月经初潮，说明其禀赋本虚；婚后经行紊乱，前后不定，量多少不一，色泽暗淡，乃肝肾亏损，冲脉不主血海，任脉不主诸阴之征，其余腰酸、头晕、脉细、舌淡均是不足之候。故以温肾暖肝之法治之。冲任起于胞中而系肝肾，肾精充，肝血足，则冲任得养，血海满溢，其经自调，受孕有期。方中之附子、蛇床子二味，为辛温之品，前者能"引补血药入血分，以滋养不足之真阴，引温暖药达下焦"，以散胞宫之寒冷；后者外用则有燥湿杀虫之力，内服则有温肾壮阳之功，凡子宫寒冷者宜之。

例八：许某，女，27岁，南宁某厂工人，已婚，1983年3月1日。

十四岁月经初潮，一向错后而少腹、小腹疼痛。去年结婚，婚后每月经将行及经行第一天，腰胀，少腹、小腹胀疼剧

115

烈，剧时肢冷，面色发青，经色紫暗夹块，持续六天左右干净。经行错后 20～30 天，甚或用雌激素、黄体酮治疗，经水始能来潮。平时阴痒，带下量多，色白质稀。现已经后一周，腰脊胀坠如折。胃纳如常，二便自调。脉沉细，苔薄白，舌质淡。

诊断：①月经不调；②寒凝痛经；③寒湿带下。

辨证：肝肾阳虚，寒湿凝滞。

治则：温经散寒，活血化瘀。

处方：当归 9 克，川芎 5 克，白芍 9 克，吴茱萸 2 克，熟附片 5 克（先煎），云苓 9 克，白术 9 克，坤草 9 克，艾叶 5 克，莪术 5 克，大枣 9 克。每日水煎服一剂，连服三剂。

二诊（3 月 8 日）：药后，病稍减轻，但带下白中带黄，脉沉细，苔薄白，舌质一般。恐温热之品过用，改拟下方：

归身 9 克，川芎 5 克，白芍 5 克，熟地 15 克，白术 9 克，党参 15 克，骨碎补 15 克，佛手 9 克，柴胡 2 克。每日水煎服一剂，连服三剂。

三诊（3 月 15 日）：腰痛减轻，带下量少，但色微黄，脉细缓，舌苔如上。用方如下：

归身 9 克，川芎 5 克，白芍 9 克，云苓 9 克，泽泻 9 克，黄芩 5 克，鸡血藤 15 克，柴胡 2 克。每日水煎服一剂，连服三剂。

四诊（4 月 5 日）：3 月 29 日经行，昨天干净。本次经行，色量较上月为佳，无血块，经前经中诸症减轻。脉细滑，苔薄白而润，舌质一般。拟用双补气血，温肾壮腰治之。

炙北芪 15 克，党参 15 克，归身 12 克，川芎 5 克，白芍 5 克，熟地 15 克，补骨脂 9 克，狗脊 9 克，坤草 15 克。每日水煎服一剂，连服三剂。

五诊（4 月 26 日）：腰痛，咽痛，小便黄，脉细，苔薄白，舌质如平。拟温养为主，佐以苦寒。

药用：归身 9 克，川芎 3 克，白芍 12 克，云苓 9 克，白术 5 克，黄芩 5 克，坤草 9 克，桑寄生 15 克。每日水煎服一剂，连服三剂。

六诊（5 月 10 日）：月经过期十多天，仍未来潮，腰微痛。脉舌如上。改用温养壮腰之法。

药用：炙北芪 15 克，党参 15 克，归身 9 克，川芎 5 克，白芍 9 克，熟地 15 克，菟丝子 15 克，骨碎补 15 克，大枣 9 克。每日水煎服一剂，连服三剂。

七诊（8 月 7 日）：已孕四月余，自感微热，脉细滑，苔薄白，舌质一般。拟甘平之品以安胎。

太子参 20 克，莲肉 15 克，怀山药 15 克，夜交藤 15 克，黄精 15 克，桑寄生 5 克，红枣 9 克。每日水煎服一剂，连服三剂。

按语：肾为阴阳之根，是气血之始；肝在妇女为先天，藏血而主生发。肝肾阳虚，则生发无能，故经行错后而量少；阳虚则寒凝，血行不畅，故经色紫暗夹块，腰及少腹、小腹胀疼剧烈，肢冷面青；阳虚则湿不化，故带下量多，色白质稀。证属阳虚寒湿为患，故以温经散寒、活血化瘀之法为治。二诊时带下微黄，恐附子、吴茱萸辛热过用，有伤阴分之弊，故去之，改投温养之品。三诊时复加少量黄芩，以防诸药之燥热。药虽随证有所加减，但温化补养之法未变，药能对症，疗效满意。

体会：月经不调，是指经行超前或错后，或前后不定，量多少不一而言。其致病的原因，除了七情过极、外感六淫、饮食失常、房室劳倦、药饵不适、冲任损伤等之外，先天不足、禀赋本虚，亦在所常见。如例四陈某，十六岁月经初潮之后，一向错后，十九岁必须服药打针，月经始能来潮，可见其为先天不足所引起，治之脾肾并补，疗效满意。

一般来说，经行超前，多属实属热，经行错后多属虚属

117

寒。但亦不尽然，如例五林某，经行超前，量少色淡，此为气虚不摄血所致。从临床看来，月经不调多以虚实夹杂为多，如例三贾某，十八岁月经初潮之后，即闭止不行，以后每次均须服药治疗，始有月经来潮，二十三岁结婚，又连续七次小产，可见其冲任之亏虚，但经中腰腹疼痛剧烈，经血中夹紫块如拇指大，此又属瘀实之征。虚实之间，辨在疑似，必须仔细。

肾藏精，肝藏血，脾统血，治经必治血，治血不离肝、脾、肾，但"经本阴血，何脏无之"，月经与五脏有密切的关系，所以例五林某以"五脏交养互益"之人参养荣汤治之，既取本方温养五脏，益气生血，又能以远志、桂心通达心肾之气，使心气下降胞宫，促进血海充溢。

痛经六例

例一：谭某，女，30岁，柳州市某厂工人，已婚，1981年3月22日初诊。

十三岁月经初潮，一向错后10～15天，色量一般，持续3～5天干净。经前数天腰胀，经行第一天少腹、小腹疼痛剧烈，不能工作和学习，治疗多年，效果不满意。脉沉细涩，苔薄黄，舌质一般，体形瘦小，余无特殊。

柳州市某医院妇科检查结果：子宫后位细长，稍小，宫颈光滑，宫口似大头针头大，白色分泌物少许。印象：宫口狭窄症。

诊断：①痛经；②月经不调。

辨证：肝肾两虚，胞脉郁滞。

治则：温补肝肾，行气化瘀。

处方：当归9克，白芍9克，川芎5克，炙北芪15克，菟丝子15克，枳壳9克，荆芥5克，羌活5克，艾叶5克，肉苁蓉15克，泽兰9克。每日水煎服一剂，连服三剂。

二诊（3月26日）：药已，寐纳俱佳，余无特殊，脉沉细，苔薄黄，舌质一般。守上方去白芍加赤芍9克，莪术9克。每日水煎服一剂，连服六剂。

三诊（4月3日）：4月1日经水来潮，量较上月少。本次经行周期已对，经前及经中腰与小腹均无疼痛。脉细缓，舌苔如平。拟补肾壮腰，益气养血之法治之。

药用：党参15克，炙北芪15克，归身10克，川芎5克，白芍5克，熟地15克，川杜仲15克，川续断15克，坤草15克。每日水煎服一剂，连服三剂。

四诊（4月6日）：无特殊感觉，脉细缓，舌苔薄白，舌质正常。守3月22日方，再服六剂，每日一剂。

五诊（4月11日）：药已无不适，舌脉如上。拟用下方，以善其后。

1. 归身10克，白芍5克，熟地15克，党参15克，白术9克，云苓5克，炙黄芪15克，肉桂3克（后下），远志5克，陈皮3克，五味子5克，炙甘草5克，坤草15克。每日水煎服一剂。

2. 归身9克，川芎5克，白芍5克，菟丝子12克，炙甘草5克，炙黄芪15克，羌活3克，荆芥3克，川厚朴3克，艾叶3克，枳壳3克，锁阳12克，泽兰9克。每日水煎服一剂。

因患者回柳州，嘱将以上两方轮流服用一个月。以后来信告知，经行已正常，经中无不适。

按语：体质瘦弱，长期经行错后，脉沉细涩，此虚也。但经前数天，经行第一天少腹、小腹胀疼剧烈，此实也。证属虚实夹杂，治宜补养通行并用，仿保产无忧散撑动之意，加减出入为治。以芎、归、芍补血活血；菟丝子、肉苁蓉辛甘咸温，补肾生精；炙芪甘温益气生血；艾叶温暖下焦，撑动胞宫；枳壳、荆芥、羌活行气疏通；泽兰、莪术消滞化瘀。综合全方，实如张山雷《沈氏妇科辑要笺正》所指："威而不猛"，有"行气滞，通血脉”之功。守方出入加减，连续服用四十多剂，宫口狭窄引起之痛经，终能治愈。

例二： 于某，女，29岁，某医院护士，已婚，1977年4月29日初诊。

经行周期基本正常，经色鲜红或紫暗，夹紫块，持续三天左右干净。经将行时少腹、小腹胀疼剧烈，按之不减，经行之后则舒，平时无不适。脉缓，苔薄白，舌质一般。

某医院妇科检查：子宫后位，宫体大如妊娠50天左右，硬，尚平滑，活动（－）。输卵管通水：双侧不通。

诊断：痛经。

辨证：瘀血停滞，胞脉不利。

治则：养血活血，化瘀通络。

处方：当归9克，川芎6克，白芍9克，熟地12克，坤草15克，莪术5克，三棱5克，路路通9克，红枣9克。每日水煎服一剂，连服十二剂。

二诊（5月14日）：药已，无不适，但恐攻伐太过，酌减祛瘀之品。

药用：当归9克，川芎6克，白芍9克，熟地12克，坤草9克，淫羊藿15克，路路通9克，红枣9克。每日水煎服一剂，连服二十剂。

三诊（11月16日）：上药服后，经行周期正常，色量俱佳。10月份输卵管通水已畅通。现经行第二天，色量一般，经将行少腹、小腹胀疼极轻，但腰及膝关节疼痛。脉细缓，舌苔如平。拟本“治风先治血”之旨，以养血祛风之法治之。

药用：归身9克，川芎5克，白芍9克，桑寄生12克，秦艽9克，独活5克，合欢花4.5克，甘草5克。每日水煎服一剂，连服三剂。

自此停药，经行周期正常，经中无不适，次年二月已受孕。

按语：不通则痛，痛则不通。本例经行周期正常，但经血夹块，经将行少腹、小腹胀疼剧烈，按之不减，此为瘀积内停，经欲行而不畅之征。故初诊时以养血活血、化瘀通络之法治之。方中以疏通为主，兼以温养，实取化瘀不伤正，扶正有利于化瘀之义。立法既定，用药守方，故疗效显著。二诊时恐攻伐过用，乃减去三棱、莪术，但仍用路路通者，以其性味辛苦平淡，辛则能开，苦则能降，能行十二经脉，有行气活血之功。虽通行祛瘀而不伤正，为化瘀通脉平稳之品，如辨证确切，确为通行之良药。

例三：马某，女，32 岁，某学院物理系教师，已婚，1982 年 3 月 27 日初诊。

十八岁月经初潮，一向错后 10～30 天，量一般，色暗红，夹紫块，经行第一天，少腹、小腹及乳房胀痛，痛过于胀，腰脊胀坠，严重时不能工作和学习，平时带下量或多或少，色白质稀。胃纳尚可，二便自调。

去年八月结婚，婚后双方共同生活，上述症状未减，性生活一般，迄今未孕。脉沉细，苔薄白，舌质淡。

诊断：①痛经；②月经不调。

辨证：阳虚宫寒，血行不畅。

治则：温肾暖宫，调养冲任。

处方：骨碎补 15 克，归身 9 克，川芎 9 克，白芍 5 克，熟地 15 克，艾叶 5 克，坤草 9 克，吴茱萸 2 克，莪术 5 克，香附 5 克，炙草 5 克。每日水煎服一剂，连服三剂。

二诊（5 月 10 日）：上方连服六剂，二月来经行周期正常，经行时乳房胀而不疼，少腹、小腹胀痛大减。脉弦滑，苔薄白，舌质如平。药已对症，仍守上方出入，徐图根治。

药用：当归 12 克，川芎 5 克，白芍 9 克，云苓 9 克，白术 9 克，川续断 9 克，川杜仲 15 克，莪术 5 克。每日水煎服一剂，连服三剂。

三诊（7月4日）：经期已超过半月，疲倦纳差，胃脘胀满，时或欲呕。脉细，苔薄白，舌质正常。小便妊娠免疫试验阳性。拟用健脾调气之法。

药用：党参20克，云苓5克，白术9克，陈皮5克，藿香3克，苏叶3克，桑寄生15克，炙草5克。每日水煎服一剂，连服三剂。

四诊（1984年2月10日）：产期将至，肢体乏力，脉滑，舌苔如平，拟补养气血，助以分娩。

药用：党参20克，北芪20克，归身15克，川芎12克，红枣10克。每日水煎服一剂，连服三剂。

按语： 十八岁月经初潮，一向错后，禀赋不足也。经色暗红，夹紫块，经行第一天少腹、小腹、乳房胀痛，痛过于胀，是阳虚寒凝之征。肝肾内寄相火，在妇女肝肾同为先天，禀赋之不足，实是肝肾阳虚，胞宫寒冷，以致冲任失养，血海空虚，故经行错后；阳虚寒凝，胞脉不利，故经行胀痛剧烈。证属阳虚宫寒，血行不畅，故以四物汤补肝肾而调养冲任；艾叶、吴茱萸温肾暖肝，以祛宫寒；骨碎补苦温补肾壮腰，舒筋活络，以除腰脊胀堕；炙甘草入脾而调诸药。在补养之中，又配用益母草、莪术、香附行气化瘀之品，以其俱能入肝，香附又能入冲脉，为血中之气药，实取补中有化之义。温养则寒散阳和，化瘀则经脉通畅，故经行疼痛消失，经行正常。

例四： 黄某，女，22岁，南宁市某食品厂工人，未婚，1975年7月26日初诊。

十四岁月经初潮，一向周期、色泽、质量正常。因去年元月间在经期中参加邕江冬泳，自此之后，每次经行之时，少腹、小腹疼痛剧烈，头晕，不能食，剧时呕吐，唇面发青，肢凉汗出，腰酸胀而膝软，以致不能工作和学习。经色暗红，偶或夹小块，经前乳房胸胁胀疼。现腰酸，少腹、小腹略感不舒，胸胁及乳房胀闷，为经将行之兆。脉弦细，苔薄白，舌质一般。

诊断：痛经。

辨证：寒凝血瘀。

治则：温暖肝肾，养血调经。

药用：当归9克，川芎6克，白芍12克，熟地12克，香附9克，艾叶5克，元胡9克，吴茱萸2克，乌药9克，益智仁9克，红枣9克。水煎服每日一剂，连服三剂。

二诊（8月3日）：上方服后，7月29日经行，除腰胀之外，余无不适，脉缓和，舌苔正常。药既中的，守上方出入：

当归12克，川芎6克，白芍12克，熟地15克，艾叶5克，香附5克，吴茱萸2克。连服六剂，每天一剂，以善其后。

三诊（8月27日）：昨日经行，无不适感觉，脉象缓和，舌苔正常。仍守二诊方药，以解其顾虑。一年后追访，病不再发。

按语：时值隆冬，本为寒水当令。复于经中游泳，寒气乘虚袭入胞宫，血凝瘀滞于经脉，故经行少腹、小腹疼痛剧烈，经色暗红，间或夹块。病起于寒，故以温暖肝肾、养血调经之法治之，药用中肯，疗效如愿。

例五：燕某，女，19岁，某学院工人，未婚，1972年8月8日初诊。

经行错后，量多，色暗红而夹紫块，经将行时头晕目眩，小腹胀疼，按之不减，剧时昏倒。平时带下量多，色白质稀。脉弦，苔薄白，舌尖红，体质肥胖。

诊断：①痛经；②带下。

辨证：痰湿郁滞，经行不畅。

治则：疏肝行气，健脾化湿。

药用：鸡血藤15克，归身9克，川芎5克，白芍9克，云苓9克，白术9克，柴胡5克，甘松5克，泽泻9克，莪术

123

5克，甘草5克。每日水煎服一剂，连服三剂。

二诊（8月13日）：今早经行，量仍多，色红夹紫块，经前小腹疼痛减轻，脉弦细，苔薄白，舌尖红。宜因势利导，药用补血行血之法。

当归9克，川芎5克，白芍9克，云苓9克，白术9克，怀山药9克，香附5克，小茴香5克，益母草9克。每日水煎服一剂，连服三剂。

三诊（8月23日）：本次经行，五天干净。现无不适。脉细缓，苔薄白，舌质淡。拟用温养为主，兼以化瘀，药宗温经汤加减。

当归9克，白芍9克，桂枝5克，吴茱萸2克，法半夏9克，丹参9克，党参12克，麦冬9克，坤草9克，阿胶9克（烊化）。每日水煎服一剂，连服三剂。

四诊（8月28日）：近日带下量多，色白质稀，余无不适，脉舌如上。

药用：当归12克，川芎5克，白芍5克，云苓9克，白术9克，泽泻9克，苍术5克，甘草5克。每日水煎服一剂，连服三剂。

五诊（9月1日）：药后，无不适，但带下量仍多，脉舌如上。显系温化之力不足，加制附片9克（先煎），益智仁9克。每日水煎服一剂，连服三剂。

六诊（9月5日）：服上方后，带下大减，脉虚细，苔薄白，舌质淡嫩。仍守上方，再服三剂。

七诊（9月11日）：昨日经行，色量一般，小腹不痛，仅感腰及小腹微胀，余无不适，脉舌如上。

药用：鸡血藤18克，归身9克，白芍5克，川芎5克，甘松5克，云苓12克，白术9克，苍术5克，益母草9克，艾叶5克，甘草5克。每日水煎服一剂，连服三剂。

按语：痰湿重浊，流注下焦，郁客胞宫，经脉不利，故经行错后，量多，经色暗红而夹紫块；血行受阻，故小腹胀疼，按之不减；经将行相火内动，湿浊上扰清阳，故头晕目眩，剧时昏倒；湿重则阳虚，阳虚则温蒸失职，水液不化而为带下，色白质稀。症属痰湿郁滞，经行不畅。治之用疏肝行气，健脾化湿之法。脾主升而恶湿，故以白术、茯苓、泽泻等健脾化湿；脾之升，有赖于肝的升发，故用柴胡、甘松疏肝调气以解郁；治经不离乎血，故以鸡血藤、归身、川芎、白芍补血活血以祛瘀。药用中綮，故经行疼痛大减。但从一诊至四诊，药用温化之力不足，故带下徘徊不解。五诊时加用制附子、益智仁之辛温，取其辛温扶阳，加强祛除在里在下之寒湿。寒湿除尽，血脉通畅，痛经消失，带下正常。

例六：凌某，女，25 岁，南宁市某商店服务员，已婚，1982 年 6 月 27 日初诊。

1982 年元月份结婚，婚后双方共同生活，开始第一个月服避孕药，则经行周期紊乱，经行时少腹、小腹疼痛剧烈。以后停服避孕药，则经行周期正常，经色暗红，夹紫块，量一般，但经将行则乳房及少腹、小腹胀疼，胀过于痛，剧时不能工作和学习，经行之后则舒。现经行第四天，量少，色淡红，小腹隐痛。脉沉细，苔薄白，舌质淡。

诊断：痛经。

辨证：冲任亏损，气滞血瘀。

治则：补养冲任，调气止痛。

处方：当归 9 克，川芎 5 克，白芍 9 克，熟地 15 克，艾叶 5 克，延胡索 9 克，坤草 9 克，吴茱萸 5 克，炙甘草 5 克。每日水煎服一剂，连服三剂。

二诊（8 月 12 日）：上方共服六剂，上月经行色量一般，少腹、小腹不疼，脉虚细，苔薄白，舌质淡。守上方加鸡血藤 15 克，菟丝子 15 克。每日水煎服一剂，连服三剂。

三诊（8 月 22 日）：19 日经行，色量一般，现已基本干净，经中无不适。脉细缓，苔薄白，舌质淡。拟补肾养血治之，以善其后。

药用：菟丝子 15 克，归身 12 克，川芎 5 克，白芍 5 克，熟地 15 克，川续断 9 克，川杜仲 9 克，艾叶 5 克，小茴香 2 克。每日水煎服一剂，连服三剂。

按语：患者婚后因药饵不适而经行紊乱，经行时少腹、小腹胀疼剧烈，色暗红而夹紫块，说明肝肾本虚，冲任亏损，经欲行而不畅所致。故以四物汤补血活血，以调养冲任；艾叶、吴茱萸、小茴香温中暖肝；菟丝子、杜仲、续断补肾壮腰，坤草、鸡血藤、延胡索行气活血以化瘀。治疗过程，温补并用，补养之中不忘疏通，血脉通畅，痛症自愈。

体会：经行疼痛，是以少腹、小腹疼痛为主要症状。其证虽有虚实寒热之分，但总不外乎冲任气血不畅，经血郁滞胞宫所致。盖实则瘀积，阻遏经脉；热则伤害津血，郁结不利；寒性收引，凝涩血脉；虚则运行乏力，必多夹滞。故其病变，是以"痛"为着眼，"不通则痛"故也。如例三马某，禀赋不足，阳虚宫寒，血行不畅，以致经行又胀又痛。例四黄某，经中不慎，为水湿所客胞宫，困凝胞脉，经血欲行而不畅，故经行疼痛剧烈。两者致病之因，一为禀赋阳虚，一为水湿外客，起病虽有所不同，但均属阴寒为患，寒性收引凝滞，气血运行不利，故临床俱有疼痛表现。

痛经的病变，既以"痛"为着眼，因而其治疗方法，当以"通"为首要，盖"通则不痛"故也。但证多寒热错杂，虚实相兼，因而通行之用，便有温补并用、补消并用、清补并用、补养之中有通行、祛瘀之中有扶正等之不同。同时，痛经多与月经不调、带下病并见，在治疗过程中，必须注意其兼证之轻重缓急，有时治痛以调经，有时调经以治痛。对由寒湿引起痛经、带下并病者，宜通过治带以治痛，如例五燕某，肥胖之体，平时带下量多，色白质稀，以致痰湿郁滞胞宫，经行不畅而少腹、小腹胀疼，用疏肝行气，健脾化湿之法而收到治带又及经之效果。

治病要识病，而识病之法，除了四诊之搜集，运用八纲、脏腑等辨证之外，同时要适当地注意医院妇科检查的有关材料。如例一谭某之所以用"保产无忧散"加减治疗，是从医院初步诊断为"宫口狭窄症"中得到启发，此方原为临产催生之剂，非为治经之方。但程钟龄在《医学心悟》对本方方解中有"腹皮紧窄，气血裹其胞胎，最难转动，此方用撑法焉"。故仿其撑动之功，以撑动宫口而通血脉，疗效霍然。

防病重于治病，痛经之治疗，应在疼痛未发之前，根据证之寒热虚实，加以调养治疗，则病可除。如正值经行疼痛之时，治之仅可缓解于一时，非治本之法也。

闭 经 四 例

例一：叶某，女，16岁，南宁市某街，学生，1979年10月8日初诊。

十四岁月经初潮，一向错后，第一年仅经行四次。自去年8月开始停经，迄今一年余，经水仍未来潮。现胸胁、乳房及少腹、小腹胀疼，心烦易躁，夜难入寐。平时带下绵绵，色白质稀，量不多，胃纳不振，二便一般，脉沉细，舌苔如平。

诊断：闭经。

辨证：肾气未充，肝郁血滞。

治则：本着"急则治其标"之旨，先用疏肝理气、通络引降之法。

处方：柴胡5克，当归9克，白芍9克，川芎9克，枳实9克，香附9克，益母草15克，牛膝5克，川厚朴9克，合欢花9克，甘松5克。每日水煎服一剂，连服三剂。

二诊（10月14日）：药已，诸症有所减轻，但月经仍未来潮，脉虚细，苔薄白，舌质如平。拟养血疏肝并用，标本

127

同治。

药用：归身 12 克，川芎 5 克，白芍 5 克，熟地 15 克，甘松 9 克，延胡索 9 克，瓜蒌皮 9 克，丹参 15 克，益母草 15 克。每日水煎服一剂，连服三剂。

三诊（10 月 17 日）：诸症消失，但月经仍未来潮。脉虚细，苔薄白，舌质如平。拟用补而通之。

药用：归身 12 克，川芎 5 克，白芍 9 克，熟地 15 克，党参 15 克，炙北芪 15 克，川厚朴 5 克，枳实 5 克，益母草 15 克。每日水煎服一剂，连服三剂。

四诊（10 月 20 日）：经水仍未来潮，脉缓和，舌质如平，转用 10 月 8 日方加王不留行 9 克。每日水煎服一剂，连服三剂。

五诊（10 月 25 日）：药已，经水来潮，色量一般，今无不适。脉缓和，舌苔如平。拟养血调经以善其后。

药用：归身 12 克，川芎 5 克，白芍 5 克，熟地 15 克，益母草 9 克，菟丝子 15 克，炙甘草 5 克。每日水煎服一剂，连服三剂。

128

按语：女子二七之年，经行错后，平时带下绵绵，色白质稀，经闭年余不行，此肾气未充，经源不足之征。胸胁、乳房及少腹、小腹胀疼，心烦易躁，夜难入寐，此又为肝气郁结，相火内煽之变。治宜养血疏肝，标本同治。初诊时之所以用疏肝理气，通络引降之法，意在"急则治其标"。然本不治则经源无由，肝郁诸症虽见减轻，依然经闭不行。二诊以四物加味，补血疏降并用，三诊以圣愈汤益气补血，加川厚朴、枳实、坤草引降通行，以补养为主，惟通行之力不足，经水仍未来潮。五诊时加入甘苦平之王不留行，直通冲任二脉，血海充溢，胞脉通畅，经水来潮。

例二：覃某，女，33 岁，邕宁县苏圩公社某大队农民，已婚，1981 年 10 月 18 日初诊。

结婚十四年，双方共同生活，迄今未孕。婚前月经周期、色量正常。婚后经行开始紊乱，两个月或三个月一行，量少，色紫淡。自今年以来，已十个月无经行。平时除夜难入寐、寐则多梦之外，余无不适。脉虚弦，苔白，舌质如平。体形消瘦。

诊断：1. 闭经；2. 不孕。

辨证：阴血不足，血海空虚。

治则：滋阴柔肝，养血生精。

处方：北沙参 10 克，麦冬 10 克，归身 12 克，生地 10 克，川杞子 10 克，川楝子 5 克，瓜蒌壳 10 克，合欢皮 10 克。每日水煎服一剂，连服六剂。

二诊（11 月 1 日）：药后，精神好，胃纳佳。脉虚细，舌苔如平。仍守上法，重加温养之品。

药用：菟丝子 15 克，归身 12 克，白芍 5 克，川杞子 9 克，党参 9 克，怀山药 15 克，覆盆子 9 克，淫羊藿 15 克，鸡血藤 15 克，路路通 9 克。瓜蒌壳 9 克。每日水煎服一剂，连服三剂。

三诊（11 月 15 日）：上方服三剂，月经来潮，量少，色淡，持续三天干净。胃纳、二便正常。脉虚弦，苔薄白，舌尖红。拟温养为主，酌加调肝。

药用：鹿角霜 24 克，菟丝子 15 克，归身 9 克，覆盆子 9 克，党参 15 克，川杞子 9 克，炙北芪 15 克，茺蔚子 9 克，淫羊藿 15 克，怀山药 15 克。每日水煎服一剂，连服三剂。

按语：阴血为月经之源，阴血亏虚，则冲任二脉失养，血海不能满溢，故经闭不行；阴亏血少，不能濡养心神，以致心神不安，故夜难入寐，寐则多梦；脉者，血之府，血虚不能充脉，故脉虚弦；婚后十四年不孕，体形消瘦，知其禀赋不足。以滋阴柔肝，养血生精治之。一诊时取一贯煎加甘寒之瓜蒌壳以清润宽胸，合欢皮以宁神解郁，意在既能滋养阴血，又能润通血脉。二诊之后，用药虽有所增减，但均不离柔肝、补肾、健脾之品，平允冲和，阴阳气血并补，精血得生，冲任得养，血海充溢，经水自行。

例三：胡某，女，24岁，南宁市某公司工人，1976年9月3日初诊。

一年来经行错后，量少，色暗黑夹块，经将行少腹、小腹胀疼，按之不减，经行之后则舒。现经停三个月不来潮，头晕痛，胸胁及右侧少腹疼痛。平时带下量多，色白黄，质稠黏，偶或阴痒，其余尚无不适。脉沉细，苔薄白，舌质淡。

诊断：1. 闭经；2. 带下。

辨证：湿郁下焦，血滞瘀积。

治则：养血活血，通络引降。

处方：当归9克，川芎6克，白芍9克，熟地12克，白术10克，法半夏5克，坤草15克，青皮9克，艾叶6克，怀牛膝6克，甘草3克。每日水煎服一剂，连服三剂。

二诊（9月6日）：药已，胁腹疼痛减轻，带下少，但经水仍未来潮。脉舌如上。药本对症，但药力不足，守上方去白芍，改用赤芍9克，坤草加至30克。每日水煎服一剂，连服六剂。

三诊（9月21日）：16日经行，但量不多，色暗红，夹块，经中右少腹及乳房有胀感。现头晕痛，脉细，苔薄白，舌质淡。拟补血养气为主。

药用：归身12克，川芎9克，白芍6克，熟地15克，党参15克，炙黄芪15克，艾叶6克，香附6克，红枣6克。每日水煎服一剂，连服三剂。

按语：经闭三月不行，头晕痛，胸胁及右侧少腹疼痛，此为瘀积停滞之征。湿者带之源，带者湿之变。患者平时带下量多，色白或黄，质稠黏，显系由于湿郁下焦，胞脉不利，因而血滞瘀积。故以四物汤养血活血，加白术、法半夏健脾化湿，坤草、艾叶、青皮、牛膝引降通行，二诊白芍改用赤芍，坤草加至 30 克，加重了活血化瘀通行之力，药已经行。三诊改投圣愈汤益气补血，艾叶、香附、红枣调气补中，目的在于治本以善后。

例四：唐某，女，40 岁，自治区某学校教练员，已婚，1982 年 11 月 24 日初诊。

经闭不行已数年。每次必用雌激素、黄体酮治疗，月经始能来潮，不服药不打针则闭而不行。现已半年无经行，每月有周期性乳房胀闷，少腹、小腹胀疼，平时少量带下，色白质稀，其余无特殊。脉细涩，苔薄白，舌质如平。

诊断：闭经。

辨证：肝失生发，血海空虚。

治则：疏肝扶脾，养血通行。

处方：当归 15 克，白芍 9 克，柴胡 5 克，云苓 9 克，白术 9 克，薄荷 3 克（后下），路路通 9 克，王不留行 9 克，川厚朴 5 克，甘草 5 克。每日水煎服一剂，连服三剂。

二诊（12 月 7 日）：上方共服六剂，昨天经行，色暗红有紫块，现乳房仍胀疼，脉弦细，苔薄白，舌质正常。拟疏肝理气，因势利导。

药用：柴胡 5 克，白芍 5 克，枳实 5 克，归身 9 克，川芎 5 克，香附 5 克，夏枯草 9 克，甘草 5 克。每日水煎服一剂，连服三剂。

三诊（1983 年 3 月 24 日）：上方自服 12 剂，三个月来月经来潮，但仍错后，经中乳房及少腹、小腹仍胀疼，脉细，苔白，舌质一般。用养血疏肝之法。

药用：柴胡 5 克，白芍 9 克，当归 9 克，云苓 5 克，白术 9 克，薄荷 3 克（后下），夏枯草 9 克，青皮 5 克，丹参 15 克，甘草 5 克，大枣 9 克。每日水煎服一剂，连服三剂。

按语：《内经》有言："年四十而阴气自半也，起居衰矣。"今患者五八之年，其月经之所以闭而不行，实由于肝主疏泄生

131

发失常，不能行其"以生血气"之职，以致冲任失养，血海空虚。故以疏肝扶脾，养血和中之逍遥散治之，复加路路通、王不留行、川朴行气活血，直通冲任二脉，血充脉通，月经得下。但经行之时，乳房仍胀疼不舒，故二诊时以柴胡疏肝散加归身、夏枯草治之，既能养血和营，燮理肝脾，又能解郁散结，调动气机之旋转，促进肝之生发，故月经按月来潮。三诊时加用青皮、丹参，以加强调气活血之功。《妇人明理论》："一味丹参，功同四物，能补血活血。"此虽言过其实，但根据临床验证，丹参确为妇科活血通经之要药。

体会：闭经发生的原因，虽然多种多样，但总的来说，主要是有余和不足两方面。虚者多为肝肾亏损，阴血不足，甚至血枯阴竭，血海空虚，无血可下。实者多为气滞血瘀，或痰湿郁滞，脉道不通，经血不得下行所致。其治疗原则，虚者宜补，实者宜通。但症情错综复杂，往往虚中夹实，实中有虚，因而虚不可纯补，实不可偏攻，必须权衡其轻重缓急，分清主次，或补中有通，或通中兼补。如例一叶某既有肾气未充，属不足的一面，又有肝郁血滞的表现，故用养血疏肝之法治之。

肾为气血之始，脾胃为气血生化之源，肝藏血而主疏泄，治闭经不离肝脾肾三脏。但肝有生发的作用，在妇女则为先天，为冲任脉之所系。在病变上，肝郁则诸脏皆郁。因而从肝论治，尤为重要。故所举病例，表现虽有所不同，但治疗过程，均不离于血，不离于肝。

闭经有余、不足的治疗，实者易治，只要审证用药得宜，邪除脉通，则经水自下；虚者难治，尤以肾阴亏损，真元枯竭之变，非急速所能奏效，必须善于用药，徐图调养，待其康元恢复，血海充溢，经闭始通。

经行吐衄二例

例一：孙某，女，17 岁，南宁市某饭店服务员，未婚，

132

1974 年 7 月 31 日初诊。

十三岁月经初潮，一向错后，3～6 个月一行，但每月均有周期性鼻衄，量少，色红，持续 3～6 天自止。现鼻衄第二天，每天 3～5 次，色红，量少，每次约 1～2 滴，头晕，腰酸，夜难入寐。如经行于下，则鼻衄即止。脉弦细，苔薄白，舌尖红。

诊断：经行吐衄。

辨证：阴血不足，虚火上炎。

治则：滋养肝肾之阴，佐以凉血止血。

药用：生地 12 克，怀山药 15 克，五味子 5 克，云苓 12 克，泽泻 9 克，丹皮 9 克，旱莲草 15 克，荷叶 9 克，白芍 9 克，甘草 3 克。每日水煎服一剂，连续三剂。

二诊（8 月 10 日）：服上方之后，衄血停止，阴道即来血，量少，色红。脉舌如上。仍然以调养肝肾为治。

药用：北沙参 15 克，麦冬 10 克，熟地 15 克，山萸肉 9 克，怀山药 15 克，茺蔚子 10 克，旱莲草 15 克，女贞子 9 克，归身 9 克，白芍 9 克，川杞子 9 克，红枣 9 克。每日水煎服一剂，可连服三至六剂。

三月后追访：该同志服上方六剂之后，二月来无鼻衄，但经行错后一周左右，量少，色红，余无不适。嘱暂勿服药，以观疗效。

按语：肝肾内寄相火，为精血之源，精血充足，则相火守位禀命。今患者真阴亏损，阴血不足，故经行错后，阴虚则不能济火涵阳，虚火上炎，直冲肺窍，火逆于上，故鼻衄。证属阴液精血不足，虚火上炎，故用生地黄汤加减以滋养肝肾之阴，旱莲草、荷叶滋阴清热，凉血止血；白芍、甘草酸甘化阴以柔肝。肝肾阴足，则相火潜藏，故衄止而经行于下。阴难成而易亏，故二诊时仍用甘润之品以调养肝肾，意在固本以善后。

例二：李某，女，21 岁，南宁市某工区工人，未婚，1977 年 12 月 13 日初诊。

十六岁月经初潮，一向基本正常。但自今年 8 月以来，每在月经将行之前数小时吐血或咳血，或隔夜之后，阴道始有月经来潮，上下同时出血，量不多，色一般，平时除喉痒、胸胁隐痛之外，余无不舒，平素少量带下，色白质稀，胃纳正常，二便一般，惟经行时胃纳欠佳。脉细数，苔薄白，舌尖红，舌质嫩。末次月经：11 月 15 日～11 月 18 日。

诊断：经行吐衄。

辨证：肝郁化火，血随气逆。

治则：滋阴柔肝，佐以引降。

处方：太子参 15 克，藕节 15 克，怀山药 15 克，玄参 15 克，麦冬 9 克，杏仁 9 克，瓜蒌仁 6 克，丹参 12 克，枳壳 5 克，牛膝 5 克，甘草 3 克。每日水煎服一剂，连服三剂。

二诊（12 月 16 日）：昨日下午月经来潮，色量一般，无胸痛，无吐衄。脉细缓，苔薄白，舌质淡嫩。拟益气养血之法调之。

药用：鸡血藤 15 克，丹参 12 克，党参 9 克，炒怀山药 15 克，云苓 9 克，坤草 9 克，白芍 9 克，北荆芥 2 克，炙甘草 6 克。每日水煎服一剂，连服三剂。

按语：肝脉贯膈而布胸胁，上循于喉咙。肝气郁滞，气机不畅，故平时胸胁隐痛，喉痒不舒；郁久则化火生热，经将行相火愈炽，损伤肺胃络脉，血随气逆，故经前吐血或咳血；胃为肝木所乘，因而胃纳不佳。脉细数，舌尖红，为内热之征；舌质淡嫩，为气已伤。证属肝郁化火而引起，故以滋阴柔肝，引降下行之法治之。用太子参、麦冬、玄参、怀山药益气生津，以养肺、胃之阴；杏仁、瓜蒌壳、枳壳清润宣降，宽胸解郁，以调肝逆之气；丹参、藕节凉血化瘀以止血，牛膝引血下行，甘草调和诸药。全方滋阴柔肝为主，并佐以调舒肝气，引

134

血下行。药能对症，故疗效满意。二诊时既用健脾益气，又用补血化瘀，旨在治本不忘标，以善其后。

体会：吐衄的原因很多，不仅于妇女的病变中可以发生，于其他各科疾病亦常有之。若吐衄发生在经行前后，或正值经行之时，与月经的周期有关，则称之"经行吐衄"。常常引起经行量少，甚或闭止不行，因此又有"倒经"或"逆经"之称。

引起本病的原因，常见为肝郁化火、肝肾阴虚、脾气虚弱等三方面，其中以脾虚较为少见。不论是肝郁化火或阴虚相火妄动，均是火性炎上，损伤肺胃之络脉。所以本病之治法，当以滋阴柔肝、清养肺胃为主，药用甘润为佳。由于气火上逆，非清非降不下，所以清热凉血，引降下行之品又不可少。

本病的发生，与年龄有一定的关系，常常见于15～25岁左右之妇女，是否由于青春初动，血气方刚，相火旺盛，七情骤变多端，以致真阴暗耗，精血亏损，阴虚则火易妄动有关，有待于今后临床的观察和探讨。

崩漏五例

例一：冯某，女，35岁，南宁市某厂技术员，已婚，1983年4月17日初诊。

3月27日开始经行，量多，色泽一般，迄今20天未净。经用养血益气，佐以敛血之剂（药名不详），效果不满意。现每天阴道仍淋漓出血，色淡红，大便溏薄，小便正常。脉虚细，苔薄白，舌质淡。

诊断：崩漏。

辨证：脾肾两虚，冲任亏损。

治则：温养脾肾，益气止漏。

处方：菟丝子15克，茺蔚子9克，怀山药15克，党参15克，白术9克，北芪15克，鹿角霜20克，川杞子9克，山楂5克，鸡内金5克，红枣5克，茜根5克。每日水煎服一剂，连服三剂。

二诊（4月21日）：阴道出血未止，脉虚细，舌质淡。拟在温养基础上，加用收敛之剂。

药用：北芪20克，党参15克，鸡血藤15克，菟丝子15克，覆盆子9克，海螵蛸9克，茜根9克，白术9克，仙鹤草9克，荆芥炭5克，甘草5克。每日水煎服一剂，连服三剂。

三诊（4月25日）：药已，阴道停止出血，但肛门重坠，便溏，带下夹血丝。脉虚细，苔薄白，舌质淡。拟健脾益气摄血。

药用：党参15克，云苓5克，白术10克，炙北芪20克，煅牡蛎20克，阿胶珠9克，蒲黄炭5克。每日水煎服一剂，连服三剂。

四诊（5月13日）：二日来阴道少量出血，色淡红，小腹隐隐而痛，夜难入寐，脉弦，苔薄白，舌质淡。拟滋养清肝以摄血。

药用：鸡血藤15克，地骨皮9克，丹皮9克，丹参15克，坤草15克，白芍9克，阿胶珠9克，贯仲炭5克，甘草5克。每日水煎服一剂，连服三剂。

五诊（5月16日）：服上方后，小腹不疼，阴道出血量少。脉虚弦，苔薄白，舌质一般。拟健脾摄血法。

药用：党参15克，炙北芪15克，白术9克，陈皮2克，云苓5克，阿胶珠9克，海螵蛸9克，荆芥炭5克，炙甘草5克。每日水煎服一剂，连服三剂，并加服田七粉1.5克，一日三次。

六诊（5月29日）：阴道出血停止已一周。现无不适。脉细缓，苔白厚。拟健脾消导以善后。

药用：党参15克，白术9克，云苓5克，高良姜5克，香附3克，鸡内金9克，苏木9克，陈皮2克，炙草5克。每日水煎服一剂，连服三剂。

七诊（6月28日）：本次经行，周期、色、量、质均正

136

常，不药自止。脉缓和，苔薄白，舌质一般。拟温肾健脾以善后。

药用：菟丝子 15 克，覆盆子 9 克，党参 15 克，白术 9克，川杞子 9 克，归身 9 克，白芍 5 克，坤草 9 克，炙甘草 5克。每日水煎服一剂，连服三剂。

按语：脾主升而统血，肾主封藏而为先天。脾肾不足，则冲任脉虚，阴血不能内守，故经漏不止。治之当以温养脾肾，益气止漏为着眼。从一诊到三诊，在温肾健脾之中，酌用化瘀敛血之品，治本不忘标，故疗效满意。四诊时适值经行，有相火妄动之兆，故药用清润以敛血。五诊到七诊，仍以脾肾为主以治本，旨在巩固疗效以善后。

例二：梁某，女，45 岁，南宁市某商店售货员，已婚，1977 年 9 月 9 日初诊。

7 月 2 日开始经行，量时多时少，色暗红，偶或夹血块，迄今两月余未净。两天来量多，色红，无血块，无腹痛，头晕，心烦，失眠，精神疲惫，下肢肌肉酸痛。脉象弦细，舌苔如平。

诊断：崩漏。

辨证：脾肾两虚，统藏不固。

治则：温养脾肾，佐以收敛。

处方：菟丝子 15 克，丹参 15 克，白芍 9 克，覆盆子 9克，党参 30 克，白术 9 克，川杞子 12 克，怀山药 15 克，泽兰 9 克，荆芥炭 5 克，艾叶炭 5 克，炙甘草 6 克。每日水煎服一剂，连服三剂。

二诊（9 月 14 日）：阴道出血已少，但仍头晕，大便溏薄，便前脐腹胀疼。脉虚细，苔薄白，舌质淡。侧重健脾摄血。

药用：党参 30 克，云苓 9 克，白术 9 克，白芍 9 克，炙北芪 18 克，茜根 9 克，煅牡蛎 18 克，荆芥炭 2 克，升麻 5

137

克，肉蔻5克，炙甘草9克。每日水煎服一剂，连服三剂。

三诊（9月17日）：药已，阴道出血已止2天，脐腹不疼，大便调和，但夜寐不佳，心烦，脉沉细，苔薄白，舌质淡。仍守上方，去荆芥炭、肉蔻，加白及9克，川断9克。每日水煎服一剂，连服三剂。

四诊（9月21日）：阴道出血已止八天，无特殊感觉，脉虚细，苔薄白，舌质淡。拟温养脾肾为主，以善其后。

药用：党参18克，菟丝子15克，鸡血藤15克，覆盆子9克，川杞子9克，炒怀山药18克，云苓9克，川续断9克，陈皮2克，炙甘草5克。每日水煎服一剂，连服三剂。

按语：肾为封藏之本，脾主运化而统血。脾肾气虚则统摄无能，封藏不固，故经行量多，漏下不能自止。治之当用温养脾肾为主，佐以化瘀收敛之法。全过程补脾补肾并重，以脾为主，并佐以化瘀收敛之品，标本兼顾，补养之中，既有化瘀，又有敛血，病遂痊愈。

例三：张某，女，45岁，某大学教师，已婚，1979年7月4日初诊。

二年来，经行量多，色红夹紫块，每次均用安络血、睾丸素治疗，阴道出血始止。本次经行于6月21日开始，迄今已13天，曾用安络血、睾丸素治疗，效果不满意。现阴道仍淋漓出血，色红，伴有头晕、目眩、腰胀。脉弦细，苔白，舌质一般。

诊断：崩漏。

辨证：肝肾亏损，固摄无能。

治则：滋养肝肾，佐以敛血。

处方：菟丝子15克，归身9克，白芍9克，太子参15克，覆盆子9克，怀山药15克，川杞子9克，女贞子9克，旱莲草15克，益母草15克，茜根9克。每日水煎服一剂，连服三剂。

138

二诊（7月10日）：药后，阴道出血停止。现无不适。脉细缓，苔薄白，舌质如平。拟健脾以善后。

药用：党参20克，白术9克，云苓5克，炒怀山药15克，益母草9克，丹参9克，泽兰5克，炙甘草5克。每日水煎服一剂，连服三剂。

三诊（10月9日）：服上方之后，月经周期已能自止。经色红而夹紫块，持续一周左右干净。脉虚细，苔薄白，舌质淡嫩。拟补养气血为治。

药用：党参15克，炙北芪15克，白芍5克，熟地15克，归身10克，川芎5克，益母草9克，香附3克，女贞子9克，旱莲草9克，炙甘草5克。每日水煎服一剂，连服三剂。

按语：肾藏精，肝藏血，同为冲脉任脉之所系。肝肾亏损，则冲任不固，故阴道出血淋漓，漏下不能自止；头为精明之府，肝开窍于目，腰为肾之外府，肝肾亏损，精血不足，苗窍失养，故头晕、目眩、腰胀。以滋养肝肾，佐以敛血之法治之。方中太子参、菟丝子、覆盆子、川杞子、女贞子益气养阴，平补阴阳，以柔养肝肾；旱莲草、益母草、茜根同用，既能滋阴敛血，又能导滞化瘀。二诊时本"见肝之病，当先实脾"之旨，以四君子汤加怀山药健脾补养为主，仍用益母草、丹参、泽兰者，意在清除其未净之瘀滞。三诊时从补养气血着眼，故以圣愈汤配二至丸为主治之。加坤草、香附调气活血，防其离经之血停滞，药本平淡，但能对症，疗效遂意。

例四：黄某，女，34岁，南宁市某糖烟门市部售货员，已婚，1975年8月9日初诊。

经行超前，量多，不能自止已二年。缘于1973年爱人患肝癌病故，忧悲过度，旋即经行超前，量多，色红，每次均须服止血药、打止血针（药名不详）始止。本次经行，于7月4日开始，迄今月余，仍量多，色红，夹紫块，虽经服止血药、

139

打止血针（药名不详），出血未止。脉虚弦，苔薄白，舌质正常。

诊断：崩漏。

辨证：七情过激，肝失调达，瘀积停滞，血不归经。

治则：滋阴柔肝，化瘀摄血。

处方：北沙参12克，旱莲草15克，玄参12克，莪术5克，苏木9克，益母草15克，茜根9克，藕节15克，生牡蛎24克，柴胡2克，甘草3克。水煎服每日一剂，连服三剂。

二诊（8月11日）：药已，出血基本停止。药已对症，仍守上方出入。

生地15克，地骨皮12克，白芍12克，麦冬9克，旱莲草15克，坤草15克，茜根9克，仙鹤草9克，阿胶9克（烊化），苏木9克，莪术5克。每日水煎服一剂，连服三剂。

三诊（8月15日）：药已，出血完全干净已二天，现无不适。拟脾肾肝并治，以巩固疗效。

药用：菟丝子9克，归身9克，白芍9克，覆盆子9克，党参9克，白术9克，川杞子9克，坤草15克，柴胡5克，苏木9克，莪术5克。每日水煎服一剂，连服三剂。

四诊（8月19日）：形色神态正常，六脉平和，以异功散、人参养荣汤出入，各服三剂，以善其后。观察半年，经行正常。

按语： 司疏泄者，肝也。肝气郁结则经闭，七情过极，疏泄太过则经漏。患者以家庭不幸突变，初则忧悲郁结，气机不利；郁久则生热化火，相火妄动，故经行超前，量多，色红，崩中不止；离经之血为瘀，停滞经脉，新血不得归经，故虽用止血之剂，阴道出血仍然不止。治之当着眼于肝，故用北沙参、旱莲草、玄参滋阴柔肝，牡蛎、藕节、茜根凉血止血，莪术、苏木、益母草祛瘀生新，柴胡、甘草调舒以缓肝气。二诊时药虽有所出入，但仍以滋养为主，佐以化瘀止血之品，三、四诊以肝脾肾并治为主，从而使得"五脏交养"，疗效巩固。

例五：王某，女，12岁，学生，1973年2月9日初诊。

去年月经初潮，每次经行量多、色红，每次均用止血药，打止血针始止。现为第六次经行，已十五天，开始三天量多，色淡红，以后量少，但每天仍淋漓不净。无其他自觉症状，能食，能睡，能学习。脉沉细数，苔薄白，舌尖红，面色苍白。

诊断：崩漏。

辨证：肾气未充，冲任未全。

治则：滋阴补肾，调养冲任。

处方：首乌18克，旱莲草15克，熟地12克，覆盆子9克，菟丝子9克，五味子5克，川杞子9克，女贞子9克，怀山药15克，云苓12克，坤草9克，香附5克，柴胡2克，甘草5克。每日水煎服一剂，可连服五～十剂。

二诊（5月3日）：上方共服9剂，服第三剂之后，阴道出血即止。于3月26日月经来潮，周期已对，色量一般，持续三天干净。现逾期一周，经水未来。脉细数（90次/分钟），苔薄白，舌边尖红。拟补经水之源以行之。

141

黄精18克，菟丝子9克，川杞子9克，女贞子9克，覆盆子9克，怀山药15克，生潞党参15克，柴胡5克，甘草3克。每日水煎服一剂，连服三剂。

三诊（5月15日）：上方服后，经水来潮，量多，色红，持续五天干净。除少腹轻微疼痛外，余无不适。脉细缓，苔薄白，舌尖红，仍宗调养冲任之法治之。

归身6克，川芎5克，白芍9克，熟地12克，艾叶5克，阿胶9克（烊化），生潞党参15克，坤草9克，旱莲草15克，荆芥5克，甘草5克。每日水煎服一剂，连服五剂。

四诊（5月25日）：现无任何症状，要求未病先防，巩固疗效。脉象平和。嘱每月检服2月9日方六剂，观察半年，经行正常。

    按语：《素问·上古天真论》有"女子二七而天癸至，任脉通，太冲脉盛，月事以时下"之说。今患者仅十二岁之童龄而经行，乃肾气未充，冲任未全，以致"主蛰、封藏"失职，血海不固。故用补益肝肾，调养冲任之法，从根基论治，经漏能止，经闭能行。

    体会：对崩漏的范围，目前有两种说法：一是指月经的严重病变。凡是经行周期紊乱，出血量多，时间拖长，淋漓不断的，便是崩漏。即如张景岳所说："崩漏不止，经乱之甚者也。"一是泛指妇女阴道异常出血的病变。崩漏不仅是月经病，而且包括赤带、胎漏、产后出血不止等病变。现所举病例，是属于前者而言。

    引起崩漏的原因，虽然有血热、气虚、血瘀、肝郁化火、脾肾两虚、肝肾亏损、冲任不足等多方面的因素，但总的来说，终归不外乎肾失封藏，冲任不固而已。

    崩漏的治疗，方约之曾有"初用止血，以塞其流；中用清热凉血，以澄其源；末用补血，以复其旧"的初、中、末治崩三法，早为医家公认为珍贵的经验。但是，必须明确塞流、澄源、复旧是有机的联系，在塞流之中有澄源，澄源也为了塞流；复旧离不了澄源，澄源也正是为了复旧。简而言之，澄源即是审证求因，离开了审证求因，不论是塞流或复旧，效果都不大。同时，在辨证的基础上，要适当考虑年龄的幼、壮、老的不同生理特点，以便决定治疗的重点。一般来说，在青少年时期，肾气未充，发育未全，其崩漏的病变多与肾的封藏不固有关，故治之宜以肾为主，但情窦初开，肝气易动，宜兼以柔养肝气之法。中壮年时期，工作学习，婚配生育，最易耗血伤阴，阴亏则阳易亢，导致肝气疏泄太过，故治之宜侧重于肝，以滋养血海而柔和肝气，但肝肾同源，房室孕产又与肾有直接相关，故在治肝之中，仍然兼以治肾。七七之年，肾气衰退，精血日亏，此时崩漏之变，多系肾的功能失常，故治之当本

"贵在补脾胃以资血之源，养肾气以安血之室。"宜侧重于脾，兼以调养肾气，从后天养先天，先后天并治。在用药上，以冲和为贵，慎用刚燥之品。盖妇女虽然以肝为先天，以血为本，但由于有月经、妊娠、分娩、哺乳等生理现象，故常处于"有余于气，不足于血"的状态，"气有余便是火"，故治之当用平和调养之剂为佳。如过用刚燥之品，则容易动火，耗血伤阴。凡属血热引起的崩漏，常用甘凉之品，如鲜茅根、鲜荷叶、鲜旱莲草、益母草、生地、麦冬、白芍、甘草之类。气虚不摄血，属脾气虚弱则用人参养荣汤或归脾汤；肾气虚弱，辨别其偏于阴虚或阳虚，选用左归或右归之类。旧瘀不去，新血不得归经的崩漏，本着"通因通用"的原则，采取化瘀之中有止血，止血之中有化瘀，以能止能化之品为佳，如鸡血藤、坤草、参三七之类，以致达到化瘀不伤正，止血不滞瘀的目的。由于特异体质，药物刺激而引起的崩漏，则以调养冲任为主，佐以解毒之品，常用归芍地黄丸（汤）、二至丸加忍冬藤、夜交藤、鸡血藤、芜蔚子、冬桑叶之类。真阴日亏之老妇崩漏，则宜益气养阴，常用补中益气汤、胶艾汤加桑螵蛸、鹿角霜之类。初期少女崩漏，常用五子衍宗丸、二至丸加鹿角霜、阿胶之类。此外，对于炭药（包括收敛药）的应用，以少用或不用为佳。盖炭药或其他收敛药，用之不当，往往有留瘀之弊。如病情需要，非用炭药收敛不可，也要根据病情的寒热虚实，使用不同性质的炭药，如血热崩漏，当用凉血炭药（如栀子炭、黄芩炭、槐花炭）；血瘀崩漏，宜用化瘀炭药（如红花炭、蒲黄炭、赤芍炭）。要是不辨别病情的寒热虚实，妄用炭药，不但疗效不高，而且后患无穷。

143

对于疗效的巩固，有人主张以补脾益气为主，我主张脾肾并重。因为脾主运化，主升清，是气血生化之源，有统摄血液的作用；肾为先天之本，是藏真阴而寓元阳之脏，是气血之始，为月经的来源，其主蛰封藏的功能如何，将直接影响到胞宫的作用，而肾气的盛衰盈亏，更是决定了人体生长、衰老的过程，所以，要脾肾并重。

经行前后诸症一例

邱某，女，42岁，南宁地区某厂，工人，已婚，1979年8月24日初诊。

1972年以来，每逢月经将行之时，即开始前头痛，胸闷，腰痛，少腹、小腹胀痛。经期基本正常，色量一般。平时带下量多，色白质稀。余无不适。脉弦细数，苔白，舌质一般。

诊断：经行前后诸症。

辨证：相火内动，波及阳明。

治则：养血柔肝，息风止痛。

处方：归身9克，白芍9克，川芎5克，生地15克，丹皮9克，地骨皮9克，夏枯草15克，白蒺藜9克，甘草5克。每日水煎服一剂，连服三剂。

二诊（10月17日）：服上方感觉精神舒爽，一共服九剂。9月和10月经行诸症消失。现经净已3天，胃纳不振，口淡，脉虚细，苔薄白，舌质淡，证属脾胃气虚，营阴不足，拟健脾和胃，养血调气治之。

药用：党参15克，云苓9克，白术9克，陈皮3克，归身12克，白芍9克，苏梗3克，枳壳3克，炙甘草5克。每日水煎服一剂，连服三剂。

按语：肝为风木之脏，内寄相火，主藏血疏泄。经将行相火内煽，冲激肝脉，故胸闷、腰痛、少腹、小腹胀疼；相火妄动则乘土，波及阳明，故前头痛；阳明主津液，津液不及化，反而为湿下流，故带下量多，色白质稀。治之当从肝火论治，故以生四物补血活血以柔肝，地骨皮养阴清热；夏枯草清肝火而散郁结；白蒺藜平肝止痛；甘草调和诸药。全方有补有清，有凉有散，故药到收效。二诊用健脾和胃、养血调气治之，意

144

在巩固疗效。

经行浮肿一例

宁某，女，26岁，南宁某局干部，已婚，1976年11月19日初诊。

月经周期基本正常，色量一般，但经将行头晕目眩，经行之时面目浮肿，平时带下量多，色白质稀，阴痒，夜寐不稳，能寐而易醒，口淡，吐涎沫，大便不和，时结时溏，小便时多时少。脉虚弦，苔薄白，舌质淡，舌边有齿痕。现经行第二天，眼面浮肿。

诊断：经行浮肿。

辨证：脾气虚弱，运化失职。

治则：健脾益气，化湿消肿。

处方：党参12克，云苓12克，白术9克，当归9克，川芎5克，白芍9克，莲肉12克，炒怀山药15克，炒苡仁15克，陈皮5克，炙甘草5克。每日水煎服一剂，连服三剂。

二诊（11月22日）：药已面目浮肿消退，精神好，但仍阴痒，带下未减，脉细，舌苔如上。仍本上方去云苓、苡仁，加土茯苓15克，槟榔9克。每日水煎服一剂，连服三剂。

三诊（11月26日）：服上方之后，阴不痒，带下正常。脉细缓，苔薄白，舌质淡，舌边有齿痕，仍守健脾法以善后。

药用：党参15克，云苓9克，白术9克，陈皮5克，法半夏5克，炙甘草5克。每日水煎服一剂，连服六剂。

四诊（12月16日）：本次经行，于8日开始，11日干净。色量一般，经行前后面目不肿，但经中肢体乏力，腰膝酸软。脉虚细，苔薄白，舌质淡，拟益气养血治之，宗圣愈汤加味。

归身9克，川芎5克，白芍5克，熟地15克，党参15克，炙北芪15克，骨碎补15克，狗脊9克，柴胡2克。每日水煎服一剂，连服三剂。

按语：患者平时带下量多，色白质稀，口淡，时吐涎沫，大便不和，舌质淡，舌边齿痕，此为脾气虚弱，运化升清失常之征；湿浊郁滞下焦，故不时阴痒；脾虚则气血生化之源不足，心神失养，故夜寐不稳而易醒；经将行相火内煽，上冲精明苗窍，故头晕目眩；经行之时，气血偏注于胞宫，脾土已虚，同时又受相火内煽克乘，脾气更虚，水湿运化障碍愈甚，故经行之时眼面浮肿。证属脾气虚弱，运化失职。故以健脾益气，化湿消肿之法治之。一诊时之所以在健脾化湿药中加用归、芍、芎补血活血，旨在防其"水与血俱结在血室"之患。药后虽见初效，面目浮肿消退，但带下、阴痒未减，故加用燥湿祛秽，解毒杀虫之土茯苓、槟榔。三、四诊均从根治着眼，但因病情变化不同，一则专用健脾燥湿之法，一则肝脾肾并治，从而收到全功之效。

经行发热一例

梁某，女，20岁，广西某学校学生，未婚，1983年4月25日初诊。

十六岁月经初潮，经行前后不定，量多，色暗红。现经中第二天，发热（37.5～38℃左右），右少腹胀疼，头晕而痛，咽喉疼痛，平时带下量多，色白或黄，无特殊气味。胃纳一般，大便难解，小便淡黄。脉细数，苔薄白，舌尖红。

诊断：经行发热。

辨证：肝肾阴虚，相火内动。

治则：滋养肝肾，甘润清热。

处方：太子参20克，玄参15克，生地15克，地骨皮9克，白芍9克，麦冬9克，茺蔚子9克，怀山药15克，白薇5克，丹皮5克，甘草5克。每日水煎服一剂，连服三剂。

二诊（5月2日）：服上方之后，发热已退，头晕痛、咽痛消失，经行停止。精神好，但昨天月经又来，量少，色暗红，脉虚细，苔薄白，舌尖红。仍守上法出入。

药用：鸡血藤15克，地骨皮9克，丹皮9克，丹参9克，白芍9克，生地15克，旱莲草15克，女贞子9克，坤草9克，白薇5克，甘草5克。每天水煎服一剂，连服三剂。

三诊（5月9日）：本次经行六天干净，全过程无发热，精神好。脉沉细，苔薄白，舌质淡。拟温养善后。

药用：菟丝子15克，归身5克，白芍5克，覆盆子9克，党参12克，白术9克，茺蔚子9克，淫羊藿15克，怀山药15克，莲肉15克，大枣9克。每日水煎服一剂，连服三剂。

四诊（7月1日）：六月六日经行，量少，色暗红，淋漓不尽，迄今未净。伴头晕、低热（37.3℃），阴道胀疼。脉细数（96次/分钟），苔少，舌质淡红。证属阴亏火动，仍宜养阴清热。

药用：鸡血藤15克，地骨皮9克，丹参9克，丹皮6克，白芍9克，生地15克，旱莲草20克，女贞子9克，坤草9克。每日水煎服一剂，连服三剂。

五诊（7月5日）：药已，发热消退，阴道出血停止。胃纳可以，大便干结。脉虚细，苔薄白，舌质淡红，仍守养阴法以善后。

旱莲草15克，女贞子9克，玄参15克，生地12克，麦冬12克，益母草9克，甘草5克。每日水煎服一剂，连服六剂。

以后观察半年，病不再发，经行正常。

按语：肝肾同源，内寄相火。肝肾阴虚，水亏不济火，相火不潜，故经行前后不定，量多而色暗红，少腹胀疼，经行发热；火冲于上，则咽痛、头晕痛；大便难解、小便淡黄、脉细数、舌尖红，均为阴虚内热之状。故以太子参、麦冬、生地、玄参、白芍、甘草滋养肝肾之阴以治本；地骨皮、丹皮、白薇甘苦微寒，凉血而清虚热；更以辛甘微温之茺蔚子为佐，取其益精活血，行中有补，以为调经之用，故药能中病。以后根据病情的不同变化，在用药上虽有所增减，但始终坚守以养肝肾之阴为主，故能获全功。

经行感冒二例

例一：雷某，女，23岁，南宁某情报所干部，未婚，1982年7月7日初诊。

经行前后不定，量多，色红夹小黑块，持续一周左右干净，经将行头痛、鼻塞、流涕，全身肢节酸疼，尤以胸胁、腰、乳房、少腹胀疼为剧，经行则减，行经中心烦易躁，每次均影响工作和学习，其余尚无特殊。脉细涩，苔薄白，舌质淡嫩，现经中第二天。

诊断：经行感冒。

辨证：肝气抑郁，感受外邪。

治则：本着"急则治其标，缓则治其本"之旨，先以养血疏解之法，治其新感之邪。

处方：当归9克，川芎5克，白芍5克，熟地12克，北芪15克，柴胡5克，苏叶5克（后下），薄荷5克（后下），甘草5克。每日水煎服一剂，连服三剂。

二诊（10月15日）：上方服后，二月来经行无感冒，现头晕，嗜睡，精神不振，脉虚细，苔薄白，舌质淡。此为气血两虚，拟双补气血治之。

药用：炙北芪15克，归身9克，川芎5克，党参15克，菖蒲5克，白芷5克，远志5克，大枣9克，炙甘草5克。每日水煎服一剂，连服三剂。

按语：经将行胸胁、乳房、腰脊胀疼，为肝气抑郁，经欲行而不畅之征。郁久则化火，故经行前后不定，量多，色红而夹紫块，心烦易躁。经行之时，营血偏于下，卫气虚于外，外邪得乘虚而入，故头痛、鼻塞、流涕、肢节酸疼。证属肝气郁滞，外感寒邪。故以四物汤加益气疏解之品治之。既养血益气以顾本，又通过柴胡、苏叶、薄荷的疏解以祛新邪。标本兼治，其病痊愈。二诊时以双补气血为主，佐以芳香通窍，目的在于补血而不滞，以善其后。

例二：邓某，女，17岁，广西某学院学生，1976年8月17日初诊。

十二岁月经初潮，一向周期，色、量、质正常，经中腰及小腹轻微胀疼，不影响工作学习。但每次在行经中易感冒，头晕痛、鼻塞、喷嚏、咳嗽，其余尚无不适。脉弦滑，苔薄白，舌质暗红。

诊断：经行感冒。

辨证：经行正虚，感受风寒。

治则：养血扶正，疏解祛邪。

处方：当归9克，川芎5克，白芍9克，熟地12克，苏叶9克（后下），荆芥2克，红枣9克，生姜9克。每日水煎服一剂，连服三剂。

二诊（11月7日）：服上方之后，二月来经行正常，经行前后无感冒。脉沉细，苔薄白，舌质淡红。拟益气养血，扶正固表。

药用：党参15克，炙北芪15克，归身9克，川芎5克，白芍5克，熟地15克，红枣9克，炙甘草5克。每日水煎服一剂，连服三剂。

按语：《内经》有云："邪之所凑，其气必虚。"正当行经之时，营血趋向于下，卫气则虚于外，六淫之邪得乘虚而入。治之当用扶正祛邪之法，故用四物汤理血以治其本，姜、枣辛甘调和营卫，苏叶、荆芥辛温疏解以祛邪。营卫调和，本固则邪除。复诊时用益气养血，扶正固表之法，旨在防其复发。

体会：人之一身，不外气血阴阳而已。阴阳协调，气血充沛，营卫和谐，则外邪不能干忤。如素体本虚，当经行之时，营血趋向于下，卫气虚于外，抗病之力不足，外感六淫之邪往往得乘虚而入，故经行感冒，亦是月经病中常见的疾病，轻则客于皮毛经络，重则入血室为患。所以，平时宜未病先防，已病则遵《金匮要略》："适中经络，未流传脏腑，即医治之"之意，及早辨证治疗，以防传变。

治新感之法，历来有辛凉解表、辛温解表、滋阴发汗、扶正发汗等之分。但妇女以血为本，以血为用，治妇女疾病，不能忘于血。尤其在经行之中，更要注意阴血的盈亏，故治之当以养血扶正为主，佐以疏解为佳。在用药上，宜温而不燥，补而不滞，凉而不苦，行而不破。审慎周到，在扶正的基础上，祛除外来之邪。

经行抽搐一例

凌某，女，25岁，大新县某厂工人，已婚，1981年10月30日初诊。

十五岁月经初潮，婚前经行周期，色、量一般。1980年12月结婚，婚后经行超前，量多，色淡，质稀。自五月份起，每逢月经来潮，即头晕目眩，心胸痞闷，气息浅短，汗出如水，唇面发青，四肢抽搐，剧时昏倒，每次均用镇静剂（药名不详）始能缓解。今年先后四次住院治疗，效果不满意。现经后十天，头晕，目眩，耳鸣，疲倦，便溏溺少，脉象弦细，舌苔薄白，舌尖红而有瘀黑点。

诊断：经行抽搐。

辨证：气血不足，虚风内动。

治则：益气养血，佐以熄风。

处方：归身12克，川芎5克，白芍5克，炙北芪15克，熟地15克，党参15克，怀山药15克，益母草10克，白蒺藜9克，北荆芥5克，甘草5克。每日水煎服一剂，连服二剂。

二诊（10月31日下午）：上方服后，脉症徘徊，拟转养血柔肝，佐以疏解祛风为法，药用四物汤加味。

归身 10 克，川芎 5 克，熟地 15 克，白芍 20 克，桑叶 5 克，荆芥 5 克，大枣 10 克，甘草 10 克。每日水煎服一剂，连服六剂。以后与初诊方交替服用，前后共服十二剂。

三诊（11 月 13 日）：十一日月经来潮，周期已调，量多，色暗红，除头微晕、全身疲倦外，诸症不发，四肢不抽搐，脉细，苔薄白，舌质淡。拟补肾养血，以善其后。

归身 12 克，白芍 10 克，茯苓 5 克，怀山药 15 克，泽泻 10 克，丹皮 5 克，女贞子 10 克，何首乌 10 克，益智仁 10 克，益母草 10 克。每日水煎服一剂，连服六剂。

按语：四肢抽搐为痉证主要症状之一。而痉的形成，据《景岳全书·痉证篇》："凡属阴虚血少之辈，不能养营筋脉，以致搐挛僵仆者，皆是此证。……产妇之有此者，必以去血过多，冲任竭也。"本例虽非产妇，但长期经行量多，每逢经行头晕目眩，四肢抽搐，实由于平素元气本虚，经行时又出血过多，因而导致阴血亏虚于下，虚阳浮越于上，筋脉失于濡养，故搐仆乃作。治之以参、芪益气，归、芍养血为主以治其本，又辅以白蒺藜、荆芥平肝祛风以治其标，标本并治，疗效可期。

经断前后诸症二例

例一：杨某，女，53 岁，梧州市某小学教师，已婚，1977 年 8 月 15 日初诊。

经行紊乱，来潮前后不定，量多少不一，色暗红夹紫块，经将行头晕头痛，心烦不安，寐纳俱差，经中肢节烦疼。平时大便干结，3～5 天一次，小便浓秽气味。脉虚细迟，苔薄白，舌质淡。

诊断：经绝前后诸症。

辨证：肾气衰弱，冲任亏虚。

治则：调养肝肾，佐以化瘀。

处方：菟丝子9克，当归9克，白芍9克，覆盆子9克，党参12克，怀山药15克，川杞子9克，泽兰9克，玄参15克，麦冬12克，甘草5克。每日水煎服一剂，连服三剂。

二诊（8月23日）：头晕、头痛减轻，胃纳转佳，大便两天一次，小便不稠秽。药既对症，仍守上方去怀山药，加北沙参12克，桑叶6克。每日水煎服一剂，连服三剂。

三诊（9月23日）：自服上方之后，诸症消失，但大便仍干结，两日一次，每稍劳累则头晕痛。此为营阴未复，精血不足。以润养之剂治之。

药用：太子参15克，玄参12克，肉苁蓉15克，川杞子12克，麦冬12克，石斛9克，覆盆子9克，鸡血藤15克，田七花2克，泽兰9克，红枣9克。每日水煎服一剂，连服三剂。

四诊（10月18日）：一切症状消失，以健脾消滞善后。

药用：党参12克，白术12克，云苓9克，鸡内金9克，陈皮5克，怀山药15克，田七花4.5克，归身9克，生谷芽15克，炙草3克。每日水煎服一剂，连服三剂。

经此段治疗之后，月经停止，诸症不发。观察半年，疗效巩固。

按语：肾气旺盛，则冲脉能主血海，任脉能主诸阴，经行依时而下。今患者超过七七之年，肾气衰弱，阴阳不和，冲任亏虚，故经行前后不定，量多少不一，色暗红而夹紫块，阴阳失调，营血不足，虚火内动，故经将行则头晕头痛，心烦不安，寐纳俱差；相火煽动于内，灼伤阴血，肢节失养，故经中肢节烦疼，平时大便干结，小便秽浊；脉为血之府，舌为心之苗，营血虚则充养失常，故脉虚细迟而舌质淡。证属肾气衰退，冲任亏虚之变，故治之以调养肝肾为主，在补养之中，既配以鸡血藤、田七花、泽兰活血化瘀之品，又用桑叶之甘寒，意在防止离经之血停滞经隧，留瘀遗患。其中泽兰苦而微温，能舒肝气而和营血，化瘀不伤正，为调经之要药。桑叶甘寒，专长清热祛风，但此处取其既有"滋肾之阴，又有收敛之妙"。治疗全过程，着眼于肝肾，调养冲任，平补阴阳，调和气血，补而不滞，药不偏颇，故奏全功。

例二：曾某，女，49岁，南宁市某公司干部，已婚，1983年4月6日初诊。

自1981年开始经行紊乱，往往2～3个月一行，量或多或少，色暗淡，经将行头晕目眩，肢软乏力，行路不稳，夜难入寐，心烦易躁，似热非热，偶或汗出，胃纳尚可，大小便正常。脉细数，苔薄白，舌尖红。

诊断：经绝前后诸症。

辨证：肝肾阴虚，相火不潜。

治则：滋养肝肾，佐以祛风。

处方：北沙参9克，麦冬9克，归身9克，生地15克，川杞子9克，熟地15克，白蒺藜9克，沙蒺藜9克，夜交藤15克，蝉衣2克，甘草5克。每日水煎服一剂，连服三剂。

二诊（4月16日）：药已，诸症减轻，脉舌如平。仍守上方出入。

药用：太子参20克，麦冬9克，当归9克，黄精15克，川杞子9克，桑椹9克，怀山药15克，夜交藤15克，沙蒺藜9克，蝉衣2克，甘草5克。每日水煎服一剂，连服三剂。

三诊（4月20日）：除夜寐多梦之外，余无不适。守上方加浮小麦20克，再服三剂。

按语：肝肾是精血的来源，肝肾阴虚，则精血亏少，故经行错后，量或多或少，色泽暗淡；阴虚水亏则不能济火，相火煽动，故头晕目眩，四肢乏力，心烦易躁，夜难入寐；似热非热，偶或汗出，脉细数，舌尖红，均是肝肾阴虚，相火不潜之变。故用沙参、麦冬、归、地、杞子、沙蒺藜滋养肝肾之阴；

153

夜交藤苦涩甘平，养心宁神，白蒺藜、蝉衣苦温咸寒以祛风；甘草缓肝而调和诸药。方以柔润肝肾之阴为主，阴血恢复，则刚悍之气自平，相火自潜。二、三诊药有增减，但始终以养为主，以柔驯刚。

体会：肾藏精而寄相火，为元阴元阳之根，是气血之始。当二七之年，肾气充沛，冲脉旺盛，任脉通畅，故月经来潮正常。到了七七之年，肾气衰退，阴血亏少，冲任失养，肾的阴阳有偏盛或偏衰之变，因而除了经行前后不定，量多少不一，甚或经闭不行之外，往往出现心烦易怒、头晕目眩、心悸、失眠、耳鸣、腰痛、纳差等证。由于这些症状，是三三两两地出现在经断前后，所以称之为"经断前后诸症"。

本病的形成，主要由于肾气衰退，冲任亏虚，天癸欲竭所致。肾为先天，是生长衰老的根源，肾的盛衰盈亏，都直接或间接影响到各个脏腑。其中对肝的影响最大，因为肝肾既有母子关系，又有精血同源关系，肾阴虚必然导致肝阴虚，肝阴虚则肝阳上亢。故治之当以肝肾并治为佳，以柔润之品，滋阴涵阳，则阴阳协调，相火潜藏，其病自愈。

从临床所见，本病的类型，既有阴虚，也有阳虚，但阴虚为多见，阴虚则相火妄动，治之不宜辛温刚燥之品，当以甘平柔润之剂为佳。盖辛温刚燥，最易动火伤阴，柔润则滋养，甘平能益营生血。

带 下 疾 病

带下有生理和病理之分。本章主要是指后者而言，即指带下量多，绵绵不断，或色质异常，有秽臭之气，或伴有局部症状，如阴道瘙痒、肿胀灼痛等病理带下。

带下的致病原因，虽然有饮食劳倦、内伤七情、外感邪毒等之分，但总的来说，其病变均与肝郁化火，肾失蒸腾，脾不健运，任脉不固，带脉失约有关。由于带下有不同的色泽，因而在分类上有白带、黄带、赤带、青带、黑带、赤白带、五色带之称。其中以白带、黄带、赤白带三者为常见。

带下的治疗，历来是以健脾、升阳、除湿为主。但带下是秽浊恶气壅滞胞宫，容易化热生虫，往往要加用清热解毒、杀虫之品。年老体弱，久带不止，又宜补肾培元，常常补涩并用。

脾虚带下二例

例一：刘某，女，39岁，桂林某厂工人，已婚，1973年11月8日初诊。

经行超前，色暗红，夹紫块，经行之时少腹、小腹及乳房胀疼。平时带下量多，色白夹黄，有秽气味，不时阴痒已数月，纳寐一般，大便正常，小便黄，脉细滑，苔薄白，舌质淡。

阴道分泌物涂片镜检：霉菌（＋）。

诊断：脾虚带下。

辨证：脾失健运，湿浊郁滞。

治则：健脾燥湿，解毒杀虫。

处方：党参9克，白术9克，苍术9克，土茯苓18克，白芍9克，车前子9克，延胡索9克，槟榔9克，台乌药9克，陈皮6克，甘草5克。每日水煎服一剂，连服三剂。

二诊（11月12日）：药已，带下减少，阴痒减轻。药既对症，守上方加益智仁9克。每日水煎服一剂，连服三剂。

三诊（11月17日）：带下消失，阴道不痒。脉沉细，苔薄白，舌质淡。阴道分泌物镜检：霉菌（－）。

为巩固疗效，仍用健脾补肾、杀虫之剂。

药用：党参15克，云苓9克，白术9克，陈皮3克，菟丝子9克，川断9克，首乌12克，槟榔6克。每日水煎服一

155

剂，连服三剂。

按语：脾统血而运化水湿，脾虚则统血无能，故经行超前；脾虚不化湿，湿浊下注，故平时带下量多，色白夹黄；湿浊郁滞，化热生虫，故带下有臭秽之气，不时阴痒；气虚湿郁，血行不畅，故经行少腹、小腹及乳房胀疼。证属脾失健运，湿浊郁滞，故以异功散加苍术健脾燥湿，白芍、车前子、槟榔和阴利湿以杀虫，延胡索、台乌药行气和血，顺气解郁。方中以土茯苓易白茯苓，因其不仅能利湿而且能解毒，为利湿解毒平稳之品。二诊时症已减轻，在健脾利湿之中，又加用益智仁行气温涩，旨在速收全功。

例二：罗某，女，24岁，南宁市某糖烟门市部售货员，未婚，1974年3月21日初诊。

十五岁月经初潮，一向周期正常，但量较少，色淡不鲜。经常小腹胀疼，按之则舒。数月来腰骶胀疼，带下量多，色白，质如米泔。胃纳、大小便正常。脉沉细，苔薄白，舌质淡。

156

诊断：脾虚带下。

辨证：脾气虚弱，运化失常。

治则：健脾益气，佐以祛湿。

处方：党参12克，云苓12克，白术9克，怀山药15克，莲肉12克，川断12克，骨碎补15克，桑寄生15克，土茯苓12克，小茴香5克。每日水煎服一剂，连续三剂。

二诊（3月24日）：药已，白带消失，腰骶胀疼减轻，小腹仍隐隐而痛。脉细缓，苔薄白，舌质淡。药已中病，仍守上方出入。药用：党参9克，云苓9克，白术9克，小茴香3克，甘草3克。每日水煎服一剂，连服十二剂，腰、腹胀疼痊愈。

6月11日追访，疗效巩固，三月来带下正常，月经色量较好，腰骶及小腹不疼。

按语：脾主湿而为气血生化之源，脾虚则运化失常，气血来源不足，故经行量少而色淡；湿浊不化，下注胞宫，故带下量多，色白，质如米泔，并伴有少腹、小腹及腰骶胀疼，按之则舒，此为气虚运行乏力，筋脉不温煦之征。药能对症，又贵守方，故收效满意。

体会：脾为土脏而主湿，肾主水而为水火之脏，脾与肾既有水土的关系，又有先后天的关系，脾虚又易为肝木乘克，所以脾虚带下，虽然治以健脾燥湿为主，也要注意调理肝肾。如例二罗某，既有带下量多，又有小腹腰骶胀疼等，故在健脾化湿基础上，适当使用温肾壮腰之品。又带下为湿浊之邪，其性黏腻，非辛温芳香不能开，故酌用台乌药、小茴香等行气之品，疏转人体的气机，脾胃健和，升降自如，则带下可止。

阳虚带下三例

例一：郭某，女，37岁，柳州市某厂技术员，已婚，1974年9月5日初诊。

月经超前8～10天，量多，色暗红。持续4～6天干净。平时带下量多，经常带卫生纸，色白，质稀如水，无特殊气味。肢倦乏力，精神不振。脉虚细，苔薄白黄，舌质淡嫩。

诊断：阳虚带下。

辨证：脾肾阳虚，水湿不化。

治则：温肾健脾，运化水湿。

处方：熟附片9克（先煎），党参12克，云苓12克，白术9克，巴戟天9克，菟蔚子15克，柴胡5克，荆芥5克。每日水煎服一剂，连服三剂。

二诊（9月14日）：带下量较少，精神较好，脉舌如上。守上方去荆芥、柴胡，加炒怀山药15克，芡实9克。每日水煎服一剂，连服三剂。

三诊（9月18日）：带下正常，但寐而易醒，纳差，大便干结，小便正常。脉沉细，苔薄白，舌边尖有瘀红点。恐温药伤阴之势，加生首乌18克，每日水煎服一剂，连服三剂，以冀达到补阳配阴之目的。

四诊（9月25日）：自服温肾健脾之药后，带下正常，精神亦好。最后用异功散加味以善其后。

药用：党参12克，云苓9克，白术9克，陈皮3克，怀山药15克，菟丝子12克，坤草9克，炙草6克。每日水煎服一剂，连服三剂。

按语：《素问·生气通天论》："凡阴阳之要，阳密乃固。"今患者脾肾阳虚，不能运化水湿，阳虚则不固密，故带下量多，色白，质稀如水，证属阳虚不化水。故以健脾温肾之法治之，治湿及泉，阳气恢复，则湿化水升，带下自愈。

例二：谢某，女，49岁，柳州市某公司干部，已婚，1974年9月6日初诊。

停经二年，经常头晕，肢体倦怠，腰酸，少腹、小腹胀闷，胃纳不振，带下量多，色白质稀如水，有腥臭气味，大小便正常。脉沉细，苔薄白，舌质淡，边有齿痕。

诊断：阳虚带下。

辨证：肾阳衰怯，蒸化失常。

治则：温肾健脾，佐以固涩。

处方：党参15克，熟附片9克（先煎），云苓12克，白术9克，白芍9克，巴戟天9克，益智仁6克，台乌药9克，怀山药15克，桑螵蛸5只。每日水煎服一剂，连服三剂。

二诊（9月9日）：带下减少，精神好转。守上方加补骨脂9克，去茯苓之渗利。每日水煎服一剂，连服六剂。

三诊（9月21日）：诸证消失，带下正常。脉细缓，舌苔如平。仍守上方加北芪18克，再服六剂，以善其后。

1974年10月15日追访：停药已半月，一切正常。

按语：患者七七之年，肾阳衰怯，不能运化水湿，故带下量多，色白质稀如水；湿浊久停，故有腥臭气味，须防其恶化。其余头晕、肢体倦怠、腰酸、少腹及小腹闷胀，均是元阳虚弱，筋脉失养之候。故取附子汤加巴戟天以温肾健脾。带下本由阳虚而起，故在补养温化之中，加用缩泉丸温肾固涩，治本不忘标，温补之中，有化有涩，促进下元的恢复，从而达到治带的目的。

例三：云某，女，30 岁，南宁地区某仓库保管员，已婚，1973 年 3 月 30 日初诊。

月经周期基本正常，色量一般。平时带下量多，色白黄，质稠如涕，偶或阴痒，腰脊及胃脘、胸胁胀疼，胃纳不振，肢体乏力，大便正常，小便淡黄。脉虚细，苔薄白，舌质正常。

西医妇检：宫颈肥大，糜烂，左侧附件增厚。

骨科检查：第 4、5 腰椎突出，梨状肌损伤。

诊断：阳虚带下。

辨证：肾阳虚怯，湿郁瘀积。

治则：温肾健脾，舒筋活络。

159

处方：熟附片 10 克（先煎），党参 15 克，云苓 12 克，白术 9 克，益智仁 9 克，白芍 9 克，乌药 9 克，当归 9 克，怀山药 15 克，泽兰 9 克，炙甘草 5 克。每日水煎服一剂，连服三剂。

二诊（4 月 8 日）：药已，带下已少，但略有燥热之感。脉沉细，苔薄白，舌质正常。仍守上方，去附子之辛热，加骨碎补 15 克。每日水煎服一剂，连服三剂。

三诊（4 月 22 日）：腰痛减轻，但口干，脉细，苔白黄，舌尖红。恐温药过用，转用下方：

当归 9 克，白芍 9 克，熟地 12 克，怀山药 15 克，泽泻 9 克，云苓 12 克，丹皮 9 克，川断 9 克，鸡血藤 15 克，骨碎补 15 克，红枣 9 克。每日水煎服一剂，连服三剂。

四诊（4月29日）：腰胁疼痛减轻，带下正常，苔薄白，舌质正常。仍以温肾活血之法以固本。

药用：熟附片10克（先煎），党参15克，白术9克，云苓9克，白芍9克，当归9克，川芎9克。每日水煎服一剂，连服三剂。

按语：本例同为阳虚带下，但伴有腰脊、胸胁、胃脘胀疼，并结合妇科检查有子宫颈肥大，正骨科检查有腰椎突出等病变，显系既有阳虚的一面，又有湿浊郁滞，以致胞脉瘀积的一面，故用温肾健脾之法以治本，期在恢复元阳之外，复用泽兰、鸡血藤、骨碎补等品，以舒筋活络。旨在扶阳消滞，从而达到温化之功。

体会：肾主水，脾主湿，脾肾阳虚，则水湿不化而为带下。而阳之所以虚衰，虽然有多种原因，但均与肾虚有关。盖肾内寄相火，为元阳之所出，肾阳虚则脾阳虚，肾既不蒸腾，脾又不运化，以致带脉失约，冲任不固，水谷津液不能升清输布，反而下陷，形成湿浊停滞胞宫，故带下绵绵不断。证既由阳虚而起，治之当不离乎温肾健脾之法，以辛热之附子为主药。但症各有所兼或所偏，在扶阳的基础上，仍略有出入。如例一郭某偏于脾虚，用药则偏重于脾；例二谢某，年老带下，以肾为主，温阳固涩并用；例三云某，兼夹瘀积，故酌用活血化瘀、舒筋活络之品。

根据病情的不同变化，治带下之法，虽然有多种多样，但概括起来，不外温化或清化。而阳虚带下之治，或温肾以化水，或健脾以升清，均从温化着眼。

湿瘀带下二例

例一：王某，女，39岁，南宁市某厂工人，已婚，1975年5月9日初诊。

月经周期基本正常。但经行前后头痛，肢节烦疼，发热，乳房及少腹、小腹胀疼，触之加剧。经色暗红，夹紫块，量多，持续一周左右干净。平时带下量多，色白质稠。胃纳、二便正常。右脉沉细，左脉弦滑，苔薄白，舌质正常。经西医诊为附件炎，宫颈炎，盆腔炎。

诊断：湿瘀带下。

辨证：湿郁下焦，胞脉瘀积。

治则：化湿祛瘀，解毒通络。

处方：鸡血藤 18 克，忍冬藤 18 克，土茯苓 15 克，怀山药 15 克，首乌 15 克，党参 12 克，芡实 12 克，路路通 9 克，赤芍 9 克，车前子 9 克，佛手 9 克，甘草 3 克。每日水煎服一剂。

二诊（6 月 3 日）：上方连续煎服十二剂之后，五月二十二日经水来潮，量较上月少，血块亦少。少腹、小腹及乳房胀疼减轻，带下正常。脉沉细滑，舌苔正常。药既对症，守方出入。

当归 9 克，白芍 9 克，川芎 6 克，云苓 12 克，白术 9 克，苏木 9 克，青皮 9 克，路路通 9 克，香附 9 克，鸡内金 9 克，忍冬藤 18 克，柴胡 5 克。每日水煎服一剂。

三诊（6 月 20 日）：上方坚持煎服十五剂之后，带下正常，月经来潮，乳房及少腹、小腹不疼，一切正常。

1976 年 3 月 21 日追访，半年来经行、带下未见异常。

按语：湿浊郁滞下焦，带脉不约，冲任不固，故带下量多，色白质稠；湿浊郁滞胞宫，胞脉不利，故经行少腹、小腹胀疼，经色暗红夹块。症属湿郁下焦，胞脉瘀积，故以党参、怀山药、芡实、土茯苓、车前子健脾化湿，鸡血藤、赤芍活血化瘀，忍冬藤、路路通、甘草解毒通络，佛手和中理气以醒脾胃，首乌补肝肾而生精血，与党参、怀山药、芡实同用，实是补养肝、脾、肾之阴，防渗通之剂过用。二、三诊守方出入，前后共服二十七剂而收功。

161

例二：班某，女，30 岁，平果县城关马头镇居民，已婚，1982 年 4 月 18 日初诊。

1978 年第一胎人工流产之后，迄今将近四年，仍未再孕。月经周期正常，色暗红，量一般，持续 3～5 天干净。经行之时腰及少腹、小腹胀疼，平时带下量多，色白黄，不时阴痒。其余尚无特殊发现。脉虚弦，苔薄白，舌质淡。

诊断：湿瘀带下。

辨证：湿郁下焦，胞脉不畅。

治则：健脾化湿，调养冲任。

处方：当归 9 克，白芍 9 克，川芎 5 克，云苓 15 克，白术 9 克，泽泻 9 克，苍术 5 克，鸡血藤 15 克，延胡索 9 克，莪术 5 克，炙甘草 5 克。每日水煎服一剂，连服三剂。

二诊（4 月 22 日）：药已，带下量少，阴道不痒，但耳鸣，夜难入寐。脉沉细，苔薄黄，舌淡红。恐温燥攻伐过用，转用调养之品。

药用：归身 9 克，白芍 9 克，熟地 15 克，怀山药 15 克，山萸肉 9 克，北沙参 9 克，麦冬 9 克，夜交藤 15 克，云苓 5 克，泽泻 5 克，丹皮 5 克。每日水煎服一剂，连服三剂。

三诊（4 月 25 日）：夜寐较好，但尚耳鸣。脉沉细，苔薄白，舌质淡红。药既对症，仍守方再服三剂。

四诊（5 月 9 日）：月经逾期 9 天，尚未来潮，耳鸣，肢倦。脉细滑，苔薄白，舌质淡红。拟补肾壮腰，双补气血之法。

药用：菟丝子 15 克，怀山药 15 克，党参 15 克，炙北芪 15 克，归身 9 克，川芎 5 克，白芍 9 克，熟地 15 克，柴胡 2 克。每日水煎服一剂，连服三剂。

五诊（6 月 15 日）：停经将近二月，疲倦，纳差，少腹隐痛，腰酸。脉细滑，苔薄黄，舌质淡红。青蛙试验阳性。证属胎气壅滞，波及胞脉，拟补肾壮腰、清热安胎之法。

药用：菟丝子 20 克，太子参 15 克，桑寄生 15 克，白芍 9 克，川断 5 克，川杜仲 5 克，陈皮 2 克，黄芩 3 克，甘草 5 克。每日水煎服一剂，连服三剂。

按语：湿郁下焦，阻遏气机，以致胞脉不利，故带下量多而多年不孕。治之当以健脾化湿，调养冲任为主。首诊方中以茯苓、二术、泽泻、甘草健脾化湿，归、芍、芎、鸡血藤、莪术、延胡索补血活血，理气化瘀。二诊以后，侧重滋补肝肾，调养冲任着眼，阴血充溢，经脉畅通，病愈而能孕。

体会：瘀的形成，虽然有多种原因，但与湿邪重浊关系至为密切。盖湿邪黏腻，能阻遏气机，导致经脉不利，血行不畅，如有离经之血，则湿与血相合，凝结为瘀，积于胞中，故治之既用燥湿渗利之品，又要用活血化瘀之剂。但湿可致瘀，瘀久可致湿，治之当分主次，如由于湿邪重浊，导致经脉不利而为瘀者，当以祛湿为先；如由瘀血阻塞经脉，导致津液不能输布，反而下陷为湿者，又宜活血化瘀为首要。

湿性黏腻，瘀则凝结，均能阻遏气血的流行，导致湿瘀互结之患，故化湿与活血之法，在所必用。化湿宜甘淡渗利之品，如茯苓、泽泻之类；活血则应补血化瘀并用，如当归、鸡血藤、坤草之类。既要祛湿化瘀，又要避免损伤正气。

湿热带下四例

例一：黄某，女，26 岁，南宁某厂工人，已婚，1982 年 3 月 7 日初诊。

结婚三年多，除婚后月余受孕一次而流产之外，迄今未再孕。一向经行错后，腰腹胀疼，婚后依然，经色暗红，量一般，经将行之时胸胁、乳房及少腹、小腹胀疼剧烈，按之加重。平时带下量多，色白黄，腥臭秽。经前一周或经间阴吹簌簌有声如转矢气样。大便干结如羊屎，小便正常。现经中第二天，色红，量一般。脉虚弦，苔薄白，舌边尖有瘀暗点。

诊断：湿热带下。

辨证：湿热下注，胞脉不利。

治则：疏肝扶脾，清热燥湿。

处方：当归9克，川芎5克，云苓9克，白术9克，苍术5克，益母草12克，金铃子9克，延胡索9克，黄柏6克。每日水煎服一剂，连服三剂。

二诊（3月12日）：药已，带下、阴吹减轻，脉虚细，苔薄白，舌尖红，仍守上方出入。

药用：当归9克，白芍12克，怀山药15克，熟地15克，山萸肉9克，泽泻9克，土茯苓15克，丹皮9克，金铃子9克，鸡血藤15克，莪术5克，丹参15克，延胡索6克。每日水煎服一剂，连服六剂。

三诊（3月22日）：带下极少，大便正常，脉细，苔薄白，舌尖红，药既对症，守上方减金铃子，再服六剂。

四诊（4月22日）：带下正常，阴吹消失。但近三日来乳房胀痛，触之加剧。脉弦细，苔薄白，舌尖红，唇干，下唇起疱疹。拟柔养为主，佐以舒气。

药用：北沙参9克，麦冬9克，当归9克，生地15克，川杞子9克，川楝子6克，白芍9克，甘草5克。每日水煎服一剂，连服六剂。

五诊（5月11日）：乳房胀疼减轻，阴吹轻微复发，脉细弦，苔薄白，舌尖红。仍以柔养肝阴为治。

药用：北沙参9克，麦冬9克，当归9克，生地15克，茺蔚子9克，白芍15克，夜交藤15克，合欢皮9克，甘草5克。每日水煎服一剂，连服六剂。

六诊（10月4日）：自服上方之后，一切症状消失，随之停药。现受孕六个月，感觉腰胀困，肢体乏力。脉细滑，苔薄白，舌质淡。拟补肾气以安胎。

药用：菟丝子20克，党参20克，熟地15克，炙北芪20

克，桑寄生 9 克，川杜仲 9 克，川断 6 克，荷叶蒂 6 克，砂仁壳 2 克。每日水煎服一剂，连服六剂。

按语：证有带下、痛经、阴吹、不孕等之变，实由于肝失疏泄，脾不健运，以致湿热下注胞宫。湿邪阻遏胞脉，热邪壅滞伤津，瘀积内停，故经行错后而疼痛；经将行及经中阴吹，乃相火内煽之状；湿热交蒸，则冲任失常，故带下量多，色白黄而质腥臭秽；湿热黏腻，胞脉不利，难以摄精，故受孕艰难。证既属湿热之患而起，治之当以疏肝扶脾，清热燥湿为法，湿热消除，则诸症可愈。

例二：刘某，女，30 岁，桂林市某公司工人，已婚，1973 年 9 月 11 日初诊。

经行之时，少腹胀疼，痛过于胀，按之不减，经量一般，色紫黑有块，周期基本正常。平时带下量多，色白黄，成片如豆腐渣，质稠秽，近几天来，外阴肿痛瘙痒，口干，饥而不能食，大便正常，小便灼痛。脉弦而略数，苔白夹黄，舌中裂纹。

西医妇科检查：外阴潮红，阴道可见豆腐渣样分泌物，白带镜检：霉菌少许。

165

诊断：湿热带下。

辨证：肝胆湿热，下注胞宫。

治则：清热利湿，解毒止痒。

处方：

内服方：土茯苓 24 克，白芍 18 克，连翘 15 克，黄柏 9 克，甘草 9 克。每日水煎服一剂，连服三剂。

外洗方：苦参 60 克，土黄连、金银花、百部各 30 克，地骨皮 15 克，自加肥皂粉 15 克。水煎乘热熏洗，每日 2～3 次。

二诊（9 月 14 日）：药后阴道痒痛减轻，胃纳较好。昨天经行，量多，色暗红，夹块，腰及少腹、小腹胀疼，按之则舒。脉沉细，苔薄白，舌质淡红。处方如下：

内服方：归身 12 克，川芎 3 克，白芍 6 克，艾叶 6 克，川断 9 克，延胡索 9 克，香附 6 克，益母草 9 克，小茴香 3 克。每日水煎服一剂，连服三剂。

外洗方：守上外洗方。

三诊（9 月 20 日）：阴道痒痛轻微，但昨天带下量多，色白黄，质稠秽。脉细，苔薄黄，舌淡红。守 9 月 11 日方。

四诊（9 月 28 日）：阴痒消失，带下减轻，脉沉细，苔薄白。阴道分泌物涂片检查：霉菌（一）。拟健脾益气，补血养肝以善其后。

药用：党参 15 克，土茯苓 20 克，白术 9 克，炒苡仁 15 克，归身 12 克，白芍 9 克，骨碎补 12 克，炙甘草 6 克。每日水煎服一剂，连服五剂。

按语：湿为阴邪，热为阳邪，湿热交蒸，壅滞胞宫，导致冲任失常，带脉失约，故经行少腹胀疼，经色紫红夹块，带下量多而色白黄，质稠秽成片，外阴肿痛而痒。治之采用清热利湿，解毒止痒之法，内治外洗并用，疗效良好。

例三：邓某，女，40 岁，桂林市某合作社售货员，已婚，1973 年 11 月 5 日初诊。

月经周期正常，色红，量较多。平时带下量多，色黄质稠秽浊，阴道不时瘙痒，腰酸痛，纳差，大便正常，小便色黄。脉弦，苔黄厚腻，舌质红。阴道分泌物涂片镜检：霉菌（＋）。

诊断：湿热带下。

辨证：湿热下注，秽浊生虫。

治则：清热利湿，杀虫止痒。

药用：猪苓 9 克，云苓 9 克，泽泻 9 克，滑石 18 克，生地 12 克，土茯苓 15 克，龙胆草 9 克，槟榔 9 克。每日水煎服一剂，连服三剂。

二诊（11 月 8 日）：药已，带下量少，阴道不痒，小便不黄。守上方加鸡血藤 15 克，再服三剂。

三诊（11 月 17 日）：一周来带下消失，阴道不痒，二便正常，脉沉细，舌苔正常。阴道分泌物涂片镜检：霉菌（一）。

症状消失，拟用健脾壮腰之法，以巩固疗效。

药用：潞党参 10 克，云苓 6 克，白术 10 克，首乌 15 克，川断 9 克，桑寄生 15 克，槟榔 9 克。每日水煎服一剂，连服三剂。

按语：带下量多，色黄而稠秽，阴痒、溺黄，苔黄腻，舌尖红，为湿热交蒸之候，故以清热利湿之法治之。湿热最易化浊生虫，故用槟榔燥湿杀虫。当带下正常，阴道不痒之后，遵"缓则治其本"的原则，用健脾补肾之法以善后。

例四：张某，女，30 岁，南宁市某厂技术员，已婚，1977 年 2 月 5 日初诊。

经行错后，量多，色红，平时带下量多，色白黄，质稠秽浊，阴道瘙痒。腰痛，胃纳不振，口苦而干，大便正常，小便色黄，脉弦数，苔白黄，舌质红。

诊断：湿热带下。

辨证：湿热下注，郁困胞宫。

治则：清热祛湿，治带调经。

处方：

内服方：土茯苓 15 克，黄柏 9 克，苍术 6 克，苡仁 15 克，牛膝 5 克，槟榔 6 克，黄芩 6 克，柴胡 3 克，甘草 3 克。每日水煎服一剂，连服六剂。

外洗方：蛇床子、苦参、金银花、连翘各 30 克。水煎趁热熏洗，每日 2～3 次。

二诊（2 月 11 日）：药已，带下量少，阴痒消失，腰不痛，脉和缓，舌苔薄白，舌质正常。仍按上法处理，以清余邪。

内服方：柴胡 5 克，当归 9 克，白芍 9 克，云苓 9 克，白术 9 克，槟榔 5 克，甘草 5 克。每日水煎服一剂，连服三剂。

外洗方：守初诊外洗方。

三诊（8 月 21 日）：每日以外洗方连用两周，每日熏洗一次，疗效巩固，带下正常，阴痒不复发，月经正常。

按语：湿热下注胞宫，湿酿于热，热处湿中，交蒸于内，带脉失约，冲任功能失常，故带下量多，色白黄而稠秽，阴道瘙痒，经行不调。从清热祛湿论治，湿热一化，既可治带，又可以调经。

孕妇带下一例

刘某，女，24 岁，桂林市某厂工人，已婚，1973 年 8 月29 日。

怀孕 6 月余，带下量多，色白，质清稀。二月前开始阴痒，入夜加剧。脉弦数，苔薄白，舌质红，大便正常，小便黄。

西医妇科检查：外阴湿疹。分泌物涂片镜检：霉菌（十）。

诊断：孕妇带下。

辨证：湿浊下注，化热生虫。

治则：健脾化湿，清热解毒。

处方：

内服方：茯苓皮 18 克，大腹皮 6 克，广陈皮 3 克，地骨皮 15 克，黄芩 6 克，桑寄生 12 克，川断 9 克，怀山药 15 克。每日水煎服一剂，连服三剂。

外洗方：苦参 60 克，金银花 30 克，甘草 15 克，肥皂粉15 克。水煎趁热熏洗，每日 2～3 次。

二诊（9 月 1 日）：带下量少，阴痒减轻。脉舌如上。守上法内服、外洗，连续一周，每日各一剂。

三诊（9 月 15 日）：白带消失，阴痒轻微。脉滑数，苔薄

168

白，舌质淡红。余邪未净，仍宜清热、祛湿、解毒。药用：

内服方：桑寄生 12 克，川断 12 克，黄芩 6 克，莲肉 9 克，怀山药 12 克，北沙参 9 克，白芍 9 克，麦冬 9 克，甘草 6 克。每日水煎服一剂，连服三剂。

外洗方：苦参 60 克，金银花、土黄连各 30 克，甘草 15 克。水煎趁热熏洗。每日 2～3 次。

四诊（9 月 24 日）：偶或阴痒，外阴肿痛。脉滑数，舌苔正常。西医妇科检查：外阴湿疹消失。阴道分泌物涂片检查：霉菌（一）。仍守上法，内服方加黄柏 6 克，外洗方加夏枯草 30 克。

五诊（10 月 30 日）：上方连续服用，外洗半个月，外阴不痒，带下正常。阴道分泌物涂片检查：霉菌（一）。拟健脾益气，以善其后。

药用：党参 15 克，白术 10 克，云苓 5 克，陈皮 3 克，桑寄生 15 克，川断 10 克，川杜仲 15 克，炙甘草 5 克。每日水煎服一剂，连续六剂。

按语：凡治孕妇之疾，既要治病，又要安胎。故内服方以健脾补肾壮腰之品为主，佐以清热利湿。为防苦寒燥湿、解毒杀虫之剂不利于胎，则多用于外治。治病安胎并重，疗效遂愿。

169

体会：对带下病的原因，《傅青主女科》认为有"脾气之虚，肝气之郁，湿气之侵，热气之逼"诸因。也就是说，既有外感六淫邪毒之气，又有内伤七情、脏腑亏损之变。其原因虽然不同，但其终归是"夫带下俱是湿症"。傅氏对带下病的病因，作了概括的归纳，是很宝贵的经验。但从临床而言，除了肝郁脾虚可以引起带下病变之外，其他脏腑的亏损，同样也可以导致带脉失约而有带下病的发生，其中尤以肾最为显著，盖肾主水而为元阴元阳之根，肾阳虚衰，蒸化无能，则水湿滞留而带下绵绵。

　　带主约束，任主诸阴，督主诸阳，冲脉主血海，带脉通于任督二脉，任督病则带脉病，带脉病任督亦病，所以多见经、带并病。在辨证论治之时，要分清带病与经病孰轻孰重，采取治带及经，或调经治带，或经带并治。治带病以祛湿为先，治经病以理血为首要。但湿为阴邪，其性黏腻重浊，常常与血相结，凝滞胞宫，阻塞经脉，因此，在祛湿化浊之中，往往要配用理气活血、化瘀软坚之品。湿邪阻遏阳气，最易化热生虫，故解毒杀虫之品亦不可少。

　　土茯苓，性味甘淡平，既能清热利湿，又能解毒除秽，凡属湿热引起的带下病变，用之最宜。盖其性平，利湿不伤阴，解毒不耗气，为祛邪不伤正之良药。

　　年老体弱，带下日久不止者，如辨证确无秽恶之气，多属下元亏损，固藏无能，宜温补收敛并用，以培其根源。

胎 产 疾 病

　　胎病和产病，是妇女常见的疾病。妇女在妊娠期及分娩后，由于生理上的特殊变化，气血一时不协调，往往较平时容易发生疾病。前者称为胎前病，多由于禀赋本虚，阴血不足，或胎气壅盛，影响气机升降而形成。后者称为产后病，多由于产时耗气伤血过多，以致气血亏损，虚瘀夹杂，抗病力弱所致。

　　胎前病的治疗原则，宜治病安胎并重。一般是侧重于补脾，以生化气血之源，养肾固藏，以安胎元，即使是痰湿郁滞，气火失调引起的疾病，亦宜选用平和之剂，慎用或忌用攻伐之品。产后疾病，以补养气血为主，兼以祛瘀，注意扶正不留瘀，祛瘀不伤正，促进新产妇气血调和，恢复健康。

恶阻二例

例一：张某，女，29 岁，广西某厂技术员，已婚，1981 年 3 月 1 日初诊。

受孕二月余，二十天来泛恶欲呕，心胸烦闷，厌食，甚或不能食，食则呕吐，胃胀，气逆，入寐欠佳，大便不畅，小便正常。脉细滑，苔薄白，舌边尖有暗点。

诊断：恶阻。

辩证：胎气上逆，脾胃不和。

治则：调理脾胃，降逆止呕。

处方：党参 15 克，茯苓 10 克，白术 10 克，陈皮 3 克，法半夏 5 克，黄芩 3 克，砂仁 3 克，苏叶 2 克（后下），炙甘草 5 克。每日水煎服一剂，连服三剂。

二诊（3 月 15 日）：药已，稍能进食，但食饱则呕，头晕，大便仍不畅，入寐欠佳，小便频数。脉细滑，苔薄白，舌质淡红。仍守上方出入。

药用：太子参 15 克，云苓 9 克，白术 9 克，陈皮 1 克，竹茹 5 克，黄芩 5 克，白蔻 1 克，苏叶 2 克（后下），炙甘草 5 克。每日水煎服一剂，连服三剂。

三诊（3 月 22 日）：服上方后，能食不呕，但仍心闷，头晕。舌脉如上。守上法加重补气药，酌加柔肝之品。

药用：党参 25 克，云苓 9 克，黄芩 5 克，白芍 10 克，陈皮 1 克，苏叶 2 克（后下），荆芥 2 克（后下），炙甘草 5 克。每日水煎服一剂，连服三剂。

按语：脾以升为健，胃以降为和，胎气上逆犯胃，脾胃不和，故厌食，食则呕吐，以六君子汤加苏叶、砂仁治之，既健脾和胃，又顺气安胎。"脾气虚弱，则下流于肾，阴火得乘其土位。"故佐黄芩、竹茹清热降逆，又制诸药之温燥。

例二：廖某，女，27岁，广西某学院教员，已婚，1982年8月30日初诊。

受孕二月余，燥热心烦，肢倦乏力，时泛恶欲呕，每饮水或就餐即呕吐，夜难入寐，大便干结，但每日二次，小便次数多，色淡黄。脉细缓，苔薄白，舌质淡红。

诊断：恶阻。

辨证：胎气上逆，胃失和降。

治则：健脾和胃，降逆止呕。

处方：党参15克，云苓9克，陈皮2克，竹茹9克，黄芩5克，桑寄生15克，枳壳2克，苏叶2克。水煎服每日一剂，连服三剂。

二诊（9月2日）：药已，能食不吐，但汗多，口干，体质日见消瘦。脉细而略数，苔薄白，舌质淡。拟滋养肺胃之阴以柔肝。

药用：北沙参9克，麦冬9克，百合15克，小麦20克，夜交藤15克，生地9克，白芍9克，甘草5克。每日水煎服一剂，连服三剂。

三诊（9月6日）：昨日又呕吐一次，口干渴，脉细数，苔薄白，舌质淡。仍守上方加花粉9克，竹茹9克。每日水煎服一剂，连服三剂。

四诊（9月10日）：三日不呕，脉缓和，舌质淡。嘱节饮食，慎调养，不再服药。

按语：燥热心烦，夜难入寐，大便干结，为阴血不足，虚火内动之征；倦怠、溺多、脉细缓，是气阴两虚之候。证属寒热虚实错杂。初诊以党参、茯苓健脾，桑寄生补肾壮腰，陈皮、枳壳、苏叶顺气宽中，竹茹、黄芩清热止呕，用药面面俱到，故疗效遂愿，能食不呕。但二诊时脉细而略数，恐阴血难复，乃偏重滋养肺胃之阴以柔肝，待肺胃之气平和，则疗效巩固。

172

体会：恶阻的致病原因，虽然有脾虚、胃热、气滞等之不同，但均与孕后气血骤聚于下，胎气上冲脾胃，以致营卫不和有关。病的证型有轻重之分，轻者为生理上气血阴阳暂时的不协调，只要注意饮食上的调节，可以不药自愈，重者为病理变化，在审因论治的基础上，着眼于脾胃的调理。证本多虚，但多兼症，尤以痰、郁、火为多见，故行气顺气，燥湿化痰、清火降逆之品，在所常用。

病变的重点在脾胃功能的失常，因此对服药的方法，必须注意小剂量而分多次，徐图缓效。要是急于求成，一时剂量过大，不仅药入即吐，而且损伤胃气。

胎动不安二例

例一：钟某，女，24岁，南宁市某公司工人，已婚，1977年12月17日初诊。

受孕三月余，自本月3日开始，右侧少腹不时作痛，或轻或重，经中西药治疗，效果不满意。现已半月，每天仍时痛时止，纳寐俱差，大便正常，小便较多。脉弦滑，苔薄白，舌质淡红。

诊断：胎动不安。

辨证：脾肾气虚，胎元郁滞。

治则：补肾健脾，顺气安胎。

处方：菟丝子15克，桑寄生12克，太子参12克，怀山药15克，川续断9克，白芍9克，砂仁3克，紫苏梗3克，陈皮2克，黄芩5克，炙甘草5克。每日水煎服一剂，连服三剂。

二诊（12月27日）：药已，少腹胀痛消失，但胃纳不振，晨起欲呕，脉舌如上。本上法出入。

药用：菟丝子15克，桑寄生12克，川续断12克，党参12克，云苓9克，白术9克，陈皮3克，紫苏梗3克，砂仁2

173

克，鸡内金9克，炒谷芽9克，炙甘草5克。每日水煎服一剂，连服三剂。

三诊（12月31日）：药已，胃纳转佳，嘱食养调之，不须服药。

按语： 肾藏精而系胞，为元气之根，脾统血而为气血生化之源，脾肾气虚，胎元郁滞，则气机运转失常，故少腹时疼。以补肾健脾、顺气安胎之法治之，则气机畅达，疼痛消失，胎元牢固。

例二： 刘某，女，28岁，广西某厂工人，已婚，1982年5月20日初诊。

受孕二月余，现小腹时胀疼，腰胀坠，倦怠乏力，胃纳一般，大便溏薄，小便正常。脉细缓，苔薄白，舌质淡。

诊断：胎动不安。

辨证：肾气虚怯，冲任不固。

治则：调养冲任，补气安胎。

处方：菟丝子20克，太子参15克，桑寄生15克，川杜仲9克，川续断9克，当归身4.5克，白芍9克，砂仁3克，艾叶2克，炙甘草5克。每日水煎服一剂，连服三剂。

二诊（5月24日）：药后诸疾消失，嘱再服三剂，以巩固疗效。

按语： 胞宫系于肾，冲任二脉起于胞中，肾气虚怯，则冲任失养，故小腹时疼，腰脊胀坠。以辛甘温润之品补肾壮腰，佐以调气之砂仁，则气顺而胎安。

胎漏三例

例一： 庞某，女，29岁，桂林市某公司干部，已婚，1973年9月22日初诊。

停经50多天（尿妊娠免疫试验阳性），两周前阴道出血，量多，色红，经用黄体酮等止血之剂而出血稍少，但今早仍见阴道出血，无块，腰腹胀疼，口苦、纳差，时欲呕，大小便正常。脉沉细，苔白，舌质淡。

诊断：胎漏。

辨证：脾肾气虚，阴火不潜。

治则：补肾健脾，佐以清热。

药用：党参15克，首乌18克，菟丝子12克，桑寄生12克，怀山药9克，砂仁3克，阿胶珠9克，黄芩5克，炙草6克。每日水煎服一剂，连服三剂。

二诊（9月25日）：阴道出血已少，口干苦，时呕吐，寐纳俱差。脉细，苔薄白，舌质淡。拟补脾和胃、顺气安胎法。

药用：党参18克，怀山药15克，川断12克，苏叶5克（后下），竹茹5克，砂仁5克，黄芩3克，川黄连2克。每日水煎服一剂，连服三剂。

三诊（9月28日）：昨天阴道出血停止，但腰胀、头晕、寐纳不佳。脉细数，苔薄白，舌质淡。仍以补脾肾为主，佐以清热。

药用：炙北芪15克，太子参12克，白术9克，归身9克，川芎1.5克，黄精18克，白芍9克，黄芩5克，川续断12克，桑寄生12克，菟丝子9克，砂仁壳5克。每日水煎服一剂，连服三剂。

四诊（10月27日）：服上方之后，一个月来阴道无出血，但仍口干苦，寐纳不佳。脉细滑，苔薄，舌质淡。拟健脾和胃、补肾清热以安胎。

药用：太子参15克，白术9克，云苓9克，佛手9克，苏梗3克，砂仁3克，菟丝子9克，桑寄生9克，夜交藤15克，黄芩6克，竹茹3克。每日水煎服一剂，连服三剂。

五诊（11月17日）：无任何症状，要求巩固疗效。

药用：党参15克，白术12克，菟丝子15克，川续断6克，川杜仲9克，桑寄生12克，砂仁2克。每日水煎服一剂，

175

可连服 3～10 剂。

按语：脾肾气虚，则冲任不固，故腰腹胀疼，阴道出血。口苦，为阴火上冲之症。以党参、首乌、菟丝子、桑寄生、炙甘草补肾健脾以治本，阿胶补养冲任以止漏，黄芩清热，砂仁调气以治标。二诊之后，根据症情的变化，守方出入，或加壮腰之剂，或加清热之品，药虽灵活，大法不变，始终从固肾安胎着眼，胎漏能止。

例二：曾某，女，26 岁，某农场工人，已婚，1977 年 4 月 8 日初诊。

受孕三月余，阴道出血已十一天，除第一天伴有腰胀之外，无腹痛，无血块，现少量出血，色暗红，淋漓不绝。胃纳一般，大便正常，小便次数多。脉弦滑而略数，苔薄白，舌尖红，下唇起疱疹。

诊断：胎漏。

辨证：肝肾阴虚，相火内动。

治则：滋阴清热，调养冲任。

处方：地骨皮 9 克，生地 9 克，玄参 15 克，麦冬 12 克，白芍 9 克，阿胶 9 克（烊化），菟丝子 9 克，覆盆子 9 克，旱莲草 15 克。每日水煎服一剂，连服三剂。

二诊（4 月 22 日）：药已，阴道漏红即止。但现腰酸胀，胃纳不振，脉细弦，苔薄白，舌尖红。拟补肾安胎，以善其后。

药用：菟丝子 15 克，川续断 12 克，川杜仲 9 克，桑寄生 9 克，覆盆子 9 克，怀山药 15 克，太子参 15 克，生谷芽 15 克，甘草 3 克。每日水煎服一剂，连服三剂。

按语：肝肾内寄相火，肝肾阴虚，则相火煽动于内，肝肾的开合失常，血海不固，故血妄行而胎漏。根据病情，以两地汤加旱莲草滋养肝肾之阴以清热，菟丝子、覆盆子辛甘温酸固肾安胎。阴足火潜，则血止胎安。

例三：沈某，女，29 岁，桂林市某厂工人，已婚，1973 年 8 月 28 日初诊。

停经三个月，尿妊娠免疫试验阳性。于 8 月 21 日阴道开始出血，量少，色红，腰胀疼，经用壮腰补肾、益气安胎之剂（药名不详），效果不满意。现阴道仍流出少量粉红色分泌物，腰及少腹、小腹胀坠。能寐而多梦，精神不振，胃纳欠佳，大便干结。脉细数，苔薄白，舌尖红。

诊断：胎漏。

辨证：气虚阴亏，封藏不固。

治则：补肾养阴，益气固摄。

药用：生防党 15 克，熟地 9 克，归身 6 克，白术 9 克，白芍 9 克，川续断 9 克，桑寄生 18 克，北芪 12 克，首乌 18 克，阿胶珠 12 克，黄芩 6 克，砂仁 3 克，甘草 6 克。每日水煎服一剂，连服三剂。

二诊（8 月 31 日）：阴道流血未止，量少、色红，脉细数，苔薄白，舌尖红。转用养阴摄血法。

药用：首乌 18 克，川杞子 9 克，五味子 5 克，怀山药 12 克，桑寄生 12 克，女贞子 9 克，地骨皮 9 克，旱莲草 18 克，甘草 3 克，荆芥炭 5 克（冲服）。每日水煎服一剂，连服六剂。

三诊（9 月 13 日）：阴道出血已止三天，但腰仍微胀，寐纳欠佳，大小便正常。脉细滑，苔薄白，舌尖红。拟用补肾扶脾之法，以善其后。

药用：菟丝子 12 克，桑寄生 12 克，怀山药 30 克，莲肉 12 克，川续断 12 克，陈皮 2 克，炙甘草 6 克。每日水煎服一剂，连服六剂。

按语：证属气阴两虚，阴虚则阳亢，气虚则不摄血，故脉细数而漏红。初诊时虽滋阴益气并用，但方中有辛温动火动血之当归，故药已症情徘徊，二诊之后，专用养阴清热、收敛止漏之法，故疗效满意。

177

滑胎二例

例一： 杨某，女，37岁，自治区某队技术员，已婚，1980年3月1日初诊。

十四岁月经初潮，一向错后一二个月。1968年结婚，婚后月经仍然错后，但时间较短（10～30天），色量一般，经将行乳房胀，腰胀膝软，平时心烦易躁，大便溏薄。1968年第一胎人工流产，1976年、1979年先后两次流产。脉弦细，苔薄白带黄，舌质一般。

诊断：滑胎。

辨证：肝肾亏损，气血两虚。

治则：滋养肝肾，补益气血。

处方：太子参15克，炙北芪15克，怀山药25克，鸡血藤15克，菟丝子15克，川杞子9克，覆盆子9克，茺蔚子9克，地骨皮9克，甘松5克。每日水煎服一剂，连服六剂。

二诊（3月6日）：药已，心情舒畅，但夜间肢麻。月经周期基本正常，色量均佳，但腰腿酸软。脉虚细，苔薄白，舌质正常。药已对症，仍守上方。

药用：鸡血藤15克，菟丝子15克，当归身10克，白芍5克，川杞子9克，党参15克，白术9克，覆盆子9克，茺蔚子9克，淫羊藿15克，柴胡3克。再服六剂。

四诊（6月14日）：经期已逾十多天，尚未来潮，恶心欲吐，乳胀腹痛，下肢轻度浮肿，纳差便溏。脉细滑，苔薄白，舌质淡嫩。医院妇科诊为：早孕。此为孕后脾气虚弱，运化失常。拟健脾益气、补肾安胎治之。

药用：党参20克，云苓10克，白术10克，炙北芪20克，川杜仲15克，川续断9克，桑寄生9克，砂仁3克，陈皮2克，炙甘草5克。每日水煎服一剂，连服六剂。以后每隔日煎服一剂，以巩固疗效。

上方坚持隔日煎服一剂，直至 12 月，精神良好，纳寐俱佳，故停药。于 1981 年 1 月 26 日足月顺产一女孩，体重 3.5 公斤，发育良好。

按语：孕后胎元不牢，其因虽多，但多属肝肾亏损，开合失常所致。本例曾先后三次流产，显系肝肾亏损，冲任气虚，以致封藏不固而滑下。故以滋养肝肾，补益气血之法以治本，待血充气旺，冲任通盛，则孕后胎元得养，自能足月顺产。

例二：薛某，女，25 岁，某医院护士，已婚，1980 年 12 月 25 日初诊。

去年元月结婚，曾于去年 3 月、7 月及今年 3 月先后三次自然流产，每次均是受孕月余而堕，无腰腹胀疼。自第三次流产之后，采取打针避孕，经行紊乱，每月来潮 2~3 次，量多，色暗淡，必打止血针或服止血药，阴道出血始止。其余尚无不适。脉虚细弦，苔薄白，舌质一般。

诊断：滑胎。

辨证：肝肾亏损，冲任不固。

治则：滋养肝肾，调补冲任。

处方：

1. 归身 12 克，白芍 5 克，熟地 15 克，云苓 5 克，怀山药 15 克，泽泻 5 克，山萸肉 9 克，丹皮 5 克，益母草 9 克。每日水煎服一剂，连服六剂。

2. 归身 10 克，白芍 5 克，熟地 15 克，川芎 5 克，地骨皮 9 克，丹皮 5 克，女贞子 9 克，旱莲草 15 克。每日水煎服一剂，连服六剂。与上方交换服用。

二诊（1981 年 2 月 20 日）：以上二方交换各煎服六剂之后，月经周期正常，色量均佳。现已受孕 40 多天，要求防漏安胎，治病于未然。脉细缓，舌苔正常。拟温养脾肾，壮腰安胎。

药用：菟丝子 15 克，桑寄生 15 克，川杜仲 15 克，太子参

15克，怀山药 15 克，炙北芪 15 克，芡实 15 克，川断 9 克，砂仁 2 克。每日水煎服一剂，连服三剂。

三诊（4 月 4 日）：受孕三月余，腰胀坠，时吐清水。脉细滑，苔薄白，舌质正常。拟健脾壮腰，顺气安胎。

药用：党参 15 克，白术 9 克，陈皮 3 克，桑寄生 12 克，川杜仲 9 克，砂仁 2 克，苏叶 2 克（后下），炙甘草 5 克。每日水煎服一剂，连服三剂。

四诊（9 月 20 日）：足月顺产一婴已一周，现腰及小腹胀疼，恶露未净，色暗红，量不多。脉虚弦，苔薄白，舌质淡。拟补血化瘀法，仿生化汤出入：

归身 20 克，川芎 5 克，桃仁 3 克，炮姜 2 克，益母草 12 克，川续断 12 克，元胡 9 克，炙甘草 5 克。每日水煎服一剂，连服三剂。

按语：本例患者一年之内，三次流产，可知其为肝肾亏损，冲任不固所致。方用归芍地黄与地骨皮饮加味治之，旨在以肝为主，肝、脾、肾并治。盖肝主生发，肾主藏精，肝肾精血充足，则冲主血海，经行正常，任主妊养，孕后胎元牢固，自然能足月顺产。

早产一例

韦某，女，28 岁，百色某医院医师，已婚，1981 年 3 月 20 日初诊。

结婚四年，曾二次早产。第一次孕后七个多月，第二次则孕后八个多月（今年元月），婴孩娩出后，体形瘦小，哭十多小时即死。平时除腰痛外，其他无特殊感觉。过去有血尿史，发作时不能食，血压偏高，但无症状。脉弦细而略数，苔薄白，舌边尖有暗点。

诊断：早产。

辨证：禀赋不足，胎元不壮。

治则：孕前滋养肝肾，孕时健脾益气。

处方：

孕前方：归身 15 克，白芍 9 克，熟地 15 克，云苓 5 克，泽泻 5 克，怀山药 15 克，山萸肉 9 克，丹皮 5 克，菟丝子 15 克，桑寄生 15 克，川续断 9 克。每日水煎服一剂，连服三十剂。

孕时方：太子参 30 克，炙北芪 30 克，怀山药 15 克，白芍 9 克，川杞子 9 克，云苓 9 克，荆芥 2 克，炙甘草 5 克。每日水煎服一剂，连服十剂，以后每隔日服一剂。

二诊（8 月 17 日）：受孕四月余，均遵嘱服孕时方，现无不适。右脉细弱，左脉细滑，苔薄白，舌质正常。拟补肾益气之法，取先后天并补。

药用：党参 30 克，白术 9 克，怀山药 15 克，菟丝子 15 克，首乌 15 克，覆盆子 9 克，合欢皮 9 克，炙甘草 5 克。每隔日煎水服一剂，直至足月分娩。

1982 年 2 月追访：该同志已足月顺产一健壮婴孩。

按语：患者本是医者，当知孕后调养之法，其所以一而再早产，显系禀赋本虚，肝肾不足，冲任气虚，以致胎元妊养不足，发育不壮，封藏不固，因而早产，治之孕前以肝肾为主培其化源以治本，孕时健脾益气，以后天充养先天，保证胎元得到充足营养，则胎元健壮，足月顺产。

体会：胎动不安，胎漏、滑胎、早产的临床表现，虽然各有不同，其致病原因，亦是同中有异。但总的来说，是肝肾开阖失常，冲任不固所致。盖肝藏血而主疏泄，为冲、任脉之所系；肾藏精而司闭藏，冲任脉起于胞中，胞络系于肾，肝肾开阖正常，精血充足，则冲脉能主血海，任脉能主胞胎，使胎元有所载养，能正常地生长发育。反之，肝肾精血不足，冲任不固，胎元失养，轻则胎动不安，重则有胎漏、滑胎、早产等之变。治之当从补肾养肝，调理气血着眼，其中尤应以肾为主，因肾是"主蛰、封藏之本"，封藏牢固则无滑漏之虞。

治未病重于治已病，凡是有胎漏、滑胎、早产等病史者，多属下元本虚，冲任亏损，必须在未孕之前，根据体质的虚实强弱，加以调养，以培其根本。否则根基未固，虽孕亦不牢也。至于选方用药，原则上当本有是证而用是药，但以辛甘温润为佳，辛甘则能益气生血，温润则补养而不燥，药不偏颇，平补阴阳，调和气血，冲任牢固，胎元载养正常，则能足月而产。

妊娠感冒一例

黄某，女，35岁，南宁市某厂，工人，已婚，1978年1月23日初诊。

受孕二月余，现恶寒，头晕痛，腰酸困软，四肢乏力，咳嗽有痰，色白质稀，心烦欲吐，胃纳不振，大、小便基本正常。脉浮滑数，苔薄白，舌质淡嫩。

诊断：妊娠感冒。

辨证：气血下汇胞宫以滋养胎元，卫阳不足，外邪乘虚而入。

治则：补气安胎，顺气疏解。

处方：党参15克，川续断9克，防风9克，砂仁2克，苏叶5克（后下），葱白9克，枳壳2克，大枣9克，生姜9克。每日水煎服一剂，连服三剂。

二诊（2月3日）：药已，诸症大减，但尚有咳嗽，咽喉稍有痒感。脉象不浮而尚微数，舌质如平。仍守益气疏解法。

药用：党参12克，北芪15克，薄荷5克（后下），桔梗6克，杏仁9克，前胡9克，葱白9克。每日水煎服一剂，连服三剂。

三诊（2月26日）：咽喉不干，咳嗽消失，脉略数，舌质

182

如平，拟培土生金，以图根治。

药用：党参 15 克，云苓 5 克，白术 9 克，陈皮 3 克，杏仁 9 克，紫菀 9 克，炙甘草 5 克。每日水煎服一剂，连服三剂。

按语：《难经·三十二难》有云："心者血，肺者气，血为荣，气为卫，相随上下，谓之荣卫。"受孕之后，气血汇聚胞宫，以养胎元，相对地卫外之阳气不足，外邪乘虚从皮毛而入，故恶寒、头痛、咳嗽有痰。以益气安胎为主，兼以疏解之法治之，既能扶正保胎，又能疏解祛邪，诚为标本并治平稳之良法。

妊娠失眠一例

袁某，女，25 岁，南宁某厂医生，已婚，1980 年 8 月 9 日初诊。

受孕八月余。半月来心烦躁扰，夜难入寐，寐则多梦，气喘，晨起口苦，胃纳不振，大便溏薄，小便正常。脉滑数，苔薄白黄，舌质如平。

诊断：妊娠失眠。

辨证：阴血亏虚，心神失养。

治则：益气养阴，宁神定志。

处方：太子参 15 克，麦冬 9 克，怀山药 24 克，浮小麦 15 克，夜交藤 15 克，百合 15 克，白芍 9 克，合欢皮 9 克，甘草 5 克。每日水煎服一剂，连服六剂。

9 月 5 日追访：药后精神安适，睡眠正常。

按语：孕妇心烦躁扰，夜难入寐，古称子烦。实由于气血汇聚胞宫，滋养胎元，以致阴血不足于上，心火偏亢，心神失养所致。故用甘润以益气养阴，宁神定志。阴血恢复，气血调和，心神舒爽，自能入寐。

恶露不绝四例

例一：黄某，女，30 岁，自治区某厂出纳员，已婚，1979 年 7 月 3 日初诊。

产后五十六天，恶露淋沥不绝，量少，色淡红，经中西医治疗（药名不详），效果不满意。现仍恶露不绝，淋沥不净，头晕眼花，纳差，大便干结，小便淡黄。脉虚细，苔薄白，舌质淡。

诊断：恶露不绝。

辨证：气血亏损，冲任不固。

治则：补益气血，调养冲任。

处方：炙北芪 15 克，归身 9 克，川芎 5 克，炒怀山药 15 克，川续断 15 克，益母草 9 克，延胡索 6 克，茜根 6 克。每日水煎服一剂，连服三剂。

二诊（7 月 27 日）：上方服后，恶露已止。近三日来，头晕痛，肩背酸痛，发热，脉浮，苔薄白，舌尖红。拟辛凉疏解法治之。

药用：桑叶 9 克，杭菊 9 克，连翘 9 克，芦根 15 克，薄荷 2 克（后下），白蒺藜 9 克，蝉衣 3 克，麦冬 9 克，甘草 5 克。每日水煎服一剂，连服三剂。

按语：产后元气损伤，不能摄血归经，故恶露淋沥不净；阴血不足，不能濡养，故头晕眼花，大便干结。药用补益气血，调养冲任，气血恢复，则血得归经。方中之所以仍用延胡索、坤草、茜根理气化瘀，旨在清除离经之败血。全方补中兼化，故药能奏效。

例二：刘某，女，24 岁，南宁市某厂工人，已婚，1983 年 11 月 29 日初诊。

产后五十七天，恶露淋沥不净，色红或粉红，小腹胀疼，腰酸胀坠，余无不适。脉虚细，苔薄白，舌质淡。

诊断：恶露不绝。

辨证：新产之后，气血两虚，瘀血停滞，血不循经。

治则：益气化瘀，以补为主。

处方：炙北芪 20 克，党参 15 克，归身 15 克，姜炭 2 克，桃仁 3 克，川杜仲 15 克，川续断 9 克，桑寄生 15 克，坤草 9 克，炙甘草 5 克。每日水煎服一剂，连服三剂。

二诊（12 月 5 日）：服上方之后，恶露即止。嘱再守方服三剂。半月后追访，疗效巩固。

按语：气虚则不能摄血，瘀积不净则新血不得归经，故恶露淋沥，小腹胀疼，腰酸胀坠，药用参、芪、归、草补养气血为主以治本，并用杜仲、续断、桑寄生补肾壮腰，坤草、桃仁化瘀消积，姜炭收敛止血。全方以补为主，兼而有化有涩，药能对症，疗效遂意。

例三：郑某，女，33 岁，南宁某厂工人，已婚，1974 年 6 月 12 日初诊。

4 月 8 日足月分娩第五胎，迄今已二月余，阴道出血不止，量多，色红，无血块，伴有左少腹绵绵而痛，腰酸胀坠，头晕，心悸，夜寐多梦，大便干结，3～5 天一次，小便正常。脉沉细，苔薄白，舌质淡红。

孕产史：人工引产 2 胎，自然流产 1 胎，顺产 2 胎。

诊断：恶露不绝。

辨证：肝肾亏损，封藏不固。

治则：调养肝肾，滋阴止血。

处方：菟丝子 15 克，川杞子 9 克，覆盆子 12 克，五味子 5 克，坤草 15 克，生潞党参 15 克，旱莲草 15 克，女贞子 9 克。每日水煎服一剂，连服六剂。

二诊（6 月 19 日）：上方服后，阴道出血停止，但腰仍胀坠，左少腹绵绵而痛。脉舌如上。拟守上方加骨碎补 15 克，狗脊 10 克，川续断 15 克，泽兰 9 克，以清离经之瘀积。每日水煎服一剂，连服三剂。

三诊（6月23日）：少腹疼痛消失，腰胀坠减轻，仍宗调养肝肾，以善其后。

药用：鸡血藤20克，归身12克，白芍5克，熟地15克，云苓5克，泽泻5克，怀山药15克，山萸肉9克，丹皮5克，川续断12克，川杜仲15克。每日水煎服一剂，连续五至十剂。并嘱以黑豆、猪骨各适量作饮食治之。

按语：患者多胎之后，气血耗伤，肝肾亏损，以致封藏不固，故产后二月余，阴道出血不止。药用五子调养肝肾，生潞党参益气生血，坤草、旱莲草滋阴化瘀。全方平补阴阳为主，兼用益气滋阴、化瘀止漏。

例四：陈某，女，28岁，南宁市某厂工人，已婚，1982年11月22日初诊。

第一胎分娩后四十余天，恶露未净，量或多或少，近二天来量多，色暗红，无块，无腹痛，大便二日一次，胃纳、入寐、小便均正常。脉虚细，苔白厚，舌质淡。

诊断：恶露不绝。

辨证：健脾益气，收敛止血。

处方：党参15克，云苓5克，白术9克，炙北芪15克，当归身9克，益母草9克，海螵蛸9克，金樱子9克，炙甘草5克。每日水煎服一剂，连服三剂。

二诊（11月30日）：服上方之后，恶露即止。现大便后出血，色红，脉细，苔薄白，舌质淡。拟按远血论治，益气摄血法。

药用：党参15克，炙北芪15克，槐花9克，地榆9克，茜根9克，煅牡蛎20克，白芍9克，炙甘草5克。每日水煎服一剂，连服三剂。

半月追访，疗效巩固。

按语：产后元气亏损，气虚不能摄血，故恶露不绝。药用四君子健脾益气，归、芪补气生血，并用坤草活血化瘀，海螵蛸、金樱子收敛止血。全方补养收敛同用，标本并治，病遂霍然而愈。

体会：产后恶露，本是新产妇的生理现象，其成分是胞宫内残留的血和浊液。正常情况下，胎儿娩出之后，自然排出体外，一般二十天左右完全排尽。如果恶露停留不下，或下的很少，或超过二十天，仍然淋沥不断，都属病理状态。前者称为"恶露不下"，多属气滞血瘀，血行不畅之变。后者称为"恶露不绝"。多由气虚、血热、虚瘀夹杂等引起，以致冲任不固，血不循经，故淋沥不绝，均为虚中夹瘀之变。

恶露不绝，证虽有虚实之分，但以虚为主，虚瘀并见为多，治之当温补气血，调养冲任为主，注意补中化瘀，适当酌用收敛止血之品，正确解决"补"、"化"、"涩"三者的关系，则疗效可期。

对于虚瘀夹杂之证，固然要扶正祛瘀并用，即使气虚、血热，亦应注意清理离经之血，故益母草为常用之药。盖此药辛苦微寒，既能化瘀，又能止血，是妇科血证应用最广的要药。

187

产后发热一例

燕某，女，26岁，广西某学院工人，已婚，1982年2月5日初诊。

剖腹产后第十天，腰痛，肢节烦疼，牙龈肿痛，发热（T：39℃），汗出，下肢微肿，乳少，纳差。脉浮虚数，苔薄白，舌质淡嫩。

诊断：产后发热。

辨证：新产之后，气血亏损，外邪侵袭，为正虚标实之体。

治则：养血疏解，扶正祛邪。

处方：归身12克，川芎5克，柴胡5克，羌活5克，独活 5 克，荆芥 5 克，防风 5 克，金银花 6 克，连翘 6 克，党参 15 克，甘草 5 克。每日水煎服一剂，连服三剂。

二诊（2 月 28 日）：药已，发热消失，肢节不疼，但乳汁仍少，下肢微肿。脉虚，苔薄白，舌淡嫩。拟补益气血，佐以引通。

药用：炙北芪 30 克，当归身 20 克，川芎 5 克，柴胡 3 克，王不留行 9 克，通草 5 克，路路通 10 克，炙甘草 5 克。每日水煎服一剂，连服三剂。

按语：产后气血亏损，抗病力弱，风热之邪得乘虚而入，故发热、肢节疼烦，牙龈肿痛。症属本虚标实，故药用党参、当归身、川芎、炙甘草益气补血以扶正，银花、连翘、荆芥、独活疏解以祛邪。方中温清并用，补散兼施，旨在凉而不滞瘀，温而不过燥，从而达到扶正祛邪的目的。

妇科杂病

妇科杂病，在《金匮要略》中是就胎产以外的经、带疾病而言。本章的范围，是指经、带、胎、产疾病以外的，但又与妇女的特殊生理有密切关系的疾病而言。

妇女以血为本，以血为用。由于经、带、胎、产、乳等耗损的关系，在生理上常处于"有余于气，不足于血"的状态。因而对于杂病的治疗，固然要审证论治，或补或攻，或清或温，或泻或涩。但要注意补而不滞腻，攻而不伤正，清而不犯胃，温而不伤阴，泻而不伤阳，涩而不遗瘀。保持营卫气血的调和，才能病除康复。

不 孕 七 例

例一：陈某，女，30 岁，南宁某厂工人，已婚，1983 年 11 月 29 日初诊。

已婚三年不孕。双方共同生活，一向性感冷淡，月经周期正常，量一般，色暗红，持续三天干净。近二月来，带下量多，色白质稀。经医院妇科检查，子宫稍小，后位，爱人检查精液，精子总数、活动力偏低，其余尚无不适。脉虚迟，苔薄白，舌质淡嫩。

诊断：不孕。

辨证：肾虚宫寒，阳虚不摄精。

治则：温肾扶阳，补血暖宫。

处方：鹿角霜20克，菟丝子20克，当归身9克，熟地15克，仙茅9克，白术9克，党参15克，蛇床子3克，艾叶5克，小茴香2克，川椒2克。每日水煎服一剂，连服三剂。

二诊（12月7日）：小腹隐隐作痛，按之则舒，大便溏薄。脉细，苔薄白，舌质淡嫩。守上方去熟地、白术，加首乌15克，佛手9克。每日水煎服一剂，连服三剂。

三诊（12月14日）：除腰胀之外，余无不适。脉细，苔薄白，舌质淡嫩。仍以温肾暖宫之法。药用：菟丝子20克，蛇床子3克，鸡血藤15克，骨碎补15克，淫羊藿15克，覆盆子9克，川杞子9克，当归身9克，茺蔚子9克，狗脊9克，荆芥2克。每日水煎服一剂，连服三剂。

四诊（12月21日）：今日少腹、小腹胀疼，按之则舒，舌苔如上。拟养血调气。

药用：当归身9克，川芎5克，白芍9克，熟地15克，坤草9克，郁金9克，佛手9克，小茴香2克，炙甘草5克。每日水煎服一剂，连服三剂。

五诊（1984年1月2日）：上方服一剂之后，经水即行，经色暗红，夹有紫块，持续三天干净，现腰胀坠痛。脉弦细，苔薄白，舌质淡。仍遵温肾暖宫之法。

药用：菟丝子20克，首乌15克，白芍9克，鸡血藤15克，丹参15克，川续断9克，桑寄生15克，川杜仲15克，狗脊9克，独活5克，北细辛2克（后下）。每日水煎服一剂，连服三剂。

六诊（1月24日）：无特殊症状，脉弦滑，苔薄白，舌边尖红，以温肾生精为治。

药用：菟丝子20克，芜蔚子9克，覆盆子9克，川杞子9克，太子参15克，五味子3克，桑寄生15克，川杜仲15克，川续断9克。每日水煎服一剂，连服三剂。

七诊（2月7日）：经期已逾二十天，无不适。脉沉细滑，苔薄白，舌淡嫩，是已孕之兆。拟用补气养血之法。

药用：党参20克，菟丝子20克，白术12克，炙北芪15克，首乌15克，覆盆子9克，川杞子9克，怀山药15克，红枣9克。每日水煎服一剂，连服三剂。

八诊（2月23日）：半月来疲惫乏力，呕吐，不能食，腰胀，大便正常，小便多。脉细滑。舌质如平。妇科检查后证明已受孕。用补气壮腰，顺气止呕之法。

药用：党参20克，菟丝子20克，白术9克，怀山药15克，炙北芪15克，川杜仲15克，川续断9克，陈皮3克，砂仁3克，苏叶2克（后下）。

按语： 肾藏精而为元阳之根，胞络系于肾，肾阳虚则生发无能，胞宫寒冷，故有性感冷淡，脉象虚迟，舌质淡嫩等一派阳气不足之征。阳虚不温煦，生机不振，故虽婚三年而不孕。以温肾暖宫，补养气血之法治之，则气血旺盛，阳生而阴能长，受孕生育有期。

例二： 苏某，女，30岁，象州县某中学教师，已婚，1977年4月22日初诊。

1974年春节结婚，婚后每年有2～3个月共同生活，性生活一般，迄今未孕。经行周期基本正常，但量少，色暗红，持续三天干净，经将行乳头痒感。平时少量带下，色白质稀，夜寐欠佳，寐则多梦，甚或梦交，胃纳一般，大便正常，小便淡黄。脉细弦，苔薄白，舌质红，舌中有裂纹。

医院妇科检查：外阴（一），阴道（一），宫颈光滑，子宫前位，桃核大，活动，两侧附件（一）。印象：①原发性不孕；②子宫发育不良。

诊断：不孕。

辨证：肝肾两虚，精血不足。

治则：温养肝肾，补血生精。

处方：

1. 菟丝子18克，当归身9克，白芍9克，覆盆子12克，党参15克，白术9克，茺蔚子9克，川杞子9克，蛇床子3克，淫羊藿15克，合欢皮9克，甘草3克。每日水煎服一剂，连服九剂。

2. 以羊肉适量作饮食疗法，每周三次。

二诊（5月11日）：药已，精神好，尤以吃羊肉之后，睡眠甚佳，脉舌如平。

柳州市某医院子宫、输卵管碘油造影结果：子宫右倾，并稍向右旋转，右侧输卵管显影，但扭曲及粗细不等，左侧从角部未见造影剂充盈，24小时后，右侧伞部见造影剂堆积，盆腔内无散在造影剂。印象：右侧输卵管部分梗塞及左侧输卵管梗阻。（1977年5月9日报告，X线摄片号：2811）

根据脉症及造影结果，拟采取温补通络法。守初诊第一方加苏木9克，路路通9克，泽兰9克，莪术3克。每日水煎服一剂。继续羊肉适量作饮食调养，每周2～3次。

三诊（1978年1月2日）：隔日水煎服上方一剂，从不间断，现精神良好，经行周期正常，脉舌如平。仍守温补通行之法。

药用：当归15克，川芎10克，赤芍10克，五灵脂5克，蒲黄5克，没药5克，干姜3克，玉桂丝2克（后下），小茴香2克，元胡9克，坤草15克，路路通10克。隔日水煎服

191

一剂。

四诊（8月23日）：上方连续服一百多剂，诸症消失。8月17日在南宁市某医院作输卵管通水术：两侧输卵管通畅。8月23日某学院附院作子宫、输卵管碘油造影，其结果报告如下：所见子宫外形正常，壁整齐光滑，两侧输卵管通畅，24小时后所见腹部已有大量之碘油散开，较均匀分布。但阴道较浓。印象：双侧输卵管通畅。（X线摄片号：11952）

根据以上检查结果，患者神色、形态及脉搏、舌苔正常。停用化瘀通行之品，改用补肾养血为主，促进气血的恢复而易于摄精。

药用：菟丝子15克，川杞子15克，北芪15克，当归身9克，白芍9克，坤草9克，荆芥3克，炙甘草5克。每日水煎服一剂，连服五剂。

自此之后，即停止服药，以血肉之品调养之，当年11月即怀孕。

按语：肝藏血，肾藏精，肝肾亏虚，则精血不足，冲任失养，胞脉不通，故虽婚而不孕。治以温养肝肾，补血生精之法以培其本，尤其以血肉有情之羊肉作为饮食调养，既可温养，又能补血。在补养的基础上，又用姜、桂、失笑散等温化通行，标本俱治，血足气旺，胞脉通畅，疗效遂愿。

例三：潘某，女，30岁，某大学教师，已婚，1979年7月4日初诊。

12岁月经初潮，一向基本正常。结婚三年，双方共同生活，迄今未孕。月经周期基本正常，量一般，色红夹紫块。经将行心烦易躁，夜寐不佳，经行则舒，其余无不适。脉虚细，苔薄白，舌质淡嫩。广西某医院妇检：外阴（一），阴道（一），宫颈少许潮红，子宫后位，稍小，双侧附件（一）。输卵管通液：双侧输卵管不通。

诊断：不孕。

192

辨证：冲任不足，气虚血滞。

治则：温肾养血，佐以通络。

处方：菟丝子15克，覆盆子15克，当归身9克，川芎6克，白芍9克，首乌15克，炙北芪15克，云苓9克，刘寄奴9克，益母草15克，小茴香2克。每日水煎服一剂，连服六剂。

二诊（7月24日）：16日月经来潮，周期正常，色量一般。现畏寒，鼻塞，纳差，脉虚细，苔薄白，舌质淡嫩。证属虚实夹杂，仍宜温化通络为主。

药用：生北芪20克，当归9克，川芎6克，小茴香2克，炮姜2克，延胡索5克，赤芍6克，没药6克，生蒲黄6克，五灵脂6克，官桂3克（后下）。每日水煎服一剂，连服六剂。

三诊（8月31日）：上方服后，精神良好，即停药调养。现经行逾期四十四天，腰胀，头晕，呕恶不能食。尿青蛙试验阳性。脉细滑，苔薄白，舌质淡。证属恶阻。拟益气和胃，降逆止呕之法。

药用：太子参15克，云苓9克，竹茹5克，陈皮2克，砂仁2克，桑寄生15克，川杜仲9克，枳壳2克，苏叶5克（后下）。每日水煎服一剂，连服三剂。

按语：冲脉主血海，任脉主胞胎，冲任气虚，则胞脉不畅，故双侧输卵管不通，子宫稍小而后位，虽婚三年而不孕。以温养肝肾，补益冲任之法以治本；血以通行为贵，而血气非温不行，故佐以官桂、小茴香、失笑散等温化通络，调达气血，冲、任通盛，则易于摄精而能孕。

例四：袁某，女，25岁，武鸣县某厂工人，已婚，1975年3月27日初诊。

1972年春节结婚，婚后双方共同生活，迄今未孕。经行前后不定，量一般，色暗红，夹紫块。经将行及月经刚净时，少腹、小腹绵绵而痛，按之不舒。现经行刚净，少腹、小腹疼

193

痛，按之加重。平时交合之时，感觉不舒，事后阴道有灼热之感。平时带下量多，色白黄，质稠秽。胃纳、大小便正常，脉滑大，苔白润，舌质正常。

诊断：不孕。

辨证：湿热蕴遏下焦，冲任功能失常。

治则：清热利湿，治带调经。

处方：猪苓9克，茯苓12克，泽泻9克，滑石18克，黄柏6克，车前子15克，益母草9克，怀山药15克，甘草3克。每日水煎服一剂，连服三剂。

二诊（4月1日）：除带下稍减之外，余症徘徊，脉舌如上。仍守方加土茯苓15克，连翘9克，以增加清热利湿之功。每日水煎服一剂，连服三剂。

三诊（4月6日）：药已，疗效不显，仍带下，色黄白，少腹、小腹胀疼，口苦，大便溏薄，溺黄，脉滑而略数（80次/分钟），苔白微黄。显系一、二诊利湿有余，清热之力不足。拟改用清热导滞之剂。

黄柏9克，苍术5克，牛膝6克，川楝子12克，元胡9克，银花9克，鱼腥草15克（后下），香附9克，甘草3克。每日水煎服一剂，连服三剂。

四诊（4月12日）：上方服后，带下正常，少腹、小腹胀疼基本消失，但仍阴道有灼热感，大便溏薄，每日一次，脉弦细，舌苔正常。仍守上方加车前子9克、白茅根15克以清余邪。

五诊（4月26日）：上方服三剂，诸症消失，转用补肾健脾、调舒肝气之法，以善其后。

药用：桑寄生15克，川续断12克，菟丝子9克，怀山药12克，莲肉12克，白芍12克，香附5克，砂仁2克，小茴香2克，炙草5克。

本方连服六剂，每天一剂，疗效巩固，次月受孕，1976

年春足月顺产一婴孩。

按语：不孕之症有多种原因，本例乃由于湿邪蕴遏下焦，导致冲脉、任脉功能失常，故经行前后不定，平时带下量多而色淡黄，虽婚后同居三年而无子嗣。据其脉症，一、二诊着眼于利湿，药偏于寒凉滑利。然湿为阴邪，其性黏腻重浊，非气机之转动，不足以解之。湿不解则可化热，故一、二诊疗效欠佳。三诊时细辨其脉证，既用三妙、银花、鱼腥草清热燥湿以治其本，复用金铃子散、香附以泄肝调气，肝畅则诸郁皆除，气行则湿化，因之疗效显著。六诊时虽用补肾健脾以固本，但气以调和为贵，而气之调在乎肝，补养之中，仍不忘调舒肝气，加白芍以养肝之阴，加香附、砂仁、小茴香以温调肝气。肝主生发而脉络阴器，肾精充沛，脾气旺盛，肝木荣和，受孕可期。

例五：蔡某，女，26岁，驻军某部队家属，已婚，1974年2月26日初诊。

结婚四年不孕。长期经行错后，量少，色淡，经中及经后少腹、小腹疼痛，腰脊胀坠。平时带下，色白质稠。胃纳可以，大小便正常。脉沉细迟，苔白润，舌上有齿痕。西医妇科检查：子宫稍小，后倾。

诊断：不孕。

辨证：湿浊郁滞，阻遏生机。

治则：健脾燥湿，养血调经。

处方：当归9克，白芍9克，川芎6克，云苓15克，白术9克，泽泻9克，胆南星9克，法半夏9克，陈皮5克，益母草9克，淫羊藿9克，甘草3克。每日水煎服一剂，连服六剂。

二诊（4月6日）：上方连服十二天，每天一剂。药后带下正常。三月十七日经行，周期已对，但量仍少，色淡红，余无特殊感觉。脉细缓，苔薄白。拟转用补益肝肾，调养冲任之

195

法，药用：

菟丝子 15 克，川杞子 10 克，覆盆子 10 克，车前子 10
克，五味子 5 克，女贞子 9 克，淫羊藿 9 克，当归身 9 克，黄
精 15 克，怀山药 15 克，柴胡 5 克。水煎服每日一剂。

三诊（4 月 20 日）：上方连服十剂，4 月 17 日经行，量较
多，色红，无不适，脉缓和，舌苔正常。现值经中，拟养血
为先。

药用：当归身 15 克，川芎 5 克，白芍 5 克，熟地 15 克，
党参 15 克，北芪 15 克，坤草 12 克，艾叶 2 克，炙草 5 克。
每日水煎服一剂，连服三剂。

四诊（5 月 30 日）：逾期十多天月经未潮，倦怠，厌食，
脉细滑，为受孕之兆，暂勿服药，食养尽之。后果然足月顺产
一婴。

按语：湿邪重浊黏腻，郁滞下焦胞宫，阻遏生气，以致冲
脉不能主血海，任脉不能妊养，故经行错后，量少，色淡，平
时带下质稠，虽婚而不能孕。症由湿邪郁滞不化而起，治经先
治带，治带先治湿，仿《金匮》"病痰饮者，当以温药和之"
的原则，以当归芍药散配二陈汤加味健脾燥湿，养血调经之法
治之，药用六剂，湿邪消退，经行、带下正常。二诊转用补肝
肾、调养冲任之法治之，从根本调治，以培其化源，精充血
足，气血旺盛，故欣然而能受孕。

例六：邓某，女，29 岁，武鸣县某卫生院护士，已婚，
1974 年 3 月 6 日初诊。

已婚五年不孕。月经不调，量少，色暗红，每次均用求偶
素、黄体酮治疗，经水始行。平时带下量多，色白黄，质稠
黏。伴有腰痛，头晕目眩，夜难入寐，四肢不温，胃纳不振，
大小便正常，脉虚弦细，苔薄白润，舌质淡。据原病历西医检
查：子宫稍小，有炎症，激素水平低落。

诊断：不孕。

辨证：肝肾亏损，湿浊停滞。

治则：调养肝肾，解毒祛湿。

处方：首乌 18 克，生地 12 克，云苓 9 克，土茯苓 9 克，泽泻 9 克，怀山药 15 克，坤草 9 克，丹皮 9 克，麦冬 9 克，五味子 5 克，甘草 3 克。每日水煎服一剂，连服三剂。

二诊（3 月 11 日）：服上方后，带下量少，寐纳俱佳，脉细缓，苔薄白，舌质淡。西医院宫腔碘油造影：子宫充盈良好，呈倒置三角形，边缘光滑整齐，浓度均匀，大小正常。但碘油均于两侧子宫角通不过输卵管。20 小时后复查：盆腔未见游离造影剂。意见：两侧输卵管不通。根据脉证，并参阅西医检查，拟温养为主，佐以通行。药用：

鸡血藤 30 克，杞子 12 克，五味子 6 克，车前子 9 克，覆盆子 9 克，菟丝子 9 克，苏木 9 克，坤草 9 克，炒苡仁 15 克，蛇床子 3 克。每日水煎服一剂，连服三剂。

三诊（3 月 13 日）：药已，无不适。仍守温养，加重温行之品。

药用：当归 10 克，川芎 6 克，赤芍 9 克，五灵脂 5 克，蒲黄 3 克，路路通 10 克，苏木 9 克，党参 12 克，北芪 9 克，坤草 15 克，川楝子 10 克，元胡 9 克。每日水煎服一剂。

四诊（4 月 8 日）：上方连服二十剂，每日一剂。精神好，守方加鸡血藤 30 克，淫羊藿 10 克。每日水煎服一剂，连服二十剂。

五诊（6 月 3 日）：寐纳均佳，精神好，腰不痛，带下正常。但经行仍错后一周左右，量少，色淡，仅一二天干净。拟加重温养。

药用：当归 24 克，川芎 9 克，赤芍 9 克，熟地 12 克，坤草 15 克，巴戟天 9 克，菟丝子 9 克，淫羊藿 15 克，益智仁 9 克，蛇床子 3 克，莪术 6 克。每日水煎服一剂，连服十剂。

六诊（6 月 28 日）：除经行错后，量少，色淡之外，余无

197

不适。脉细，苔薄白，舌质淡。拟减去通行之品，专用补养。

药用：菟丝子12克，川杞子12克，车前子9克，覆盆子9克，五味子6克，黄精15克，党参12克，炙北芪12克，当归9克，香附6克，柴胡5克。每日水煎服一剂。

上方连服四十剂，经行正常。于1975年6月27日顺产一婴孩。

按语：肝肾亏损，本也；湿浊停滞，标也，本虚标实，故经行量少而带下量多，湿浊郁滞胞宫，冲任失养，生机不发，虽婚而不孕。以调养肝肾治其本，解毒祛湿治其标，并用失笑散、苏木、路路通等化瘀通络，守方以恒，终能正复邪除而受孕。

例七：潘某，女，31岁，武鸣县某卫生院护士，已婚，1974年4月9日初诊。

1964年结婚，婚后曾于受孕二月余时流产，并行清宫，迄今一直未再受孕。几年来月经周期基本正常，但经前少腹、小腹胀疼，按之或得温则舒。经行时或经净后一周之内，前额胀疼，如遇寒冷，则感麻木。今年二月份患肾盂肾炎，经治疗有所好转〔前两天小便检查：蛋白少许，红血球（＋），上皮细胞（＋＋）〕。现每次经行之时及经后一周，少腹、小腹胀疼，月经量多，色黑有块。平时腰痛，头晕目眩，夜难入寐，胃纳一般，大便正常，小便淡黄，溺后下腹部疼痛。脉沉细涩，苔薄白，舌尖红。

某地区医院妇科检查：子宫前位，正常大，活动，前壁可触及一拇指大结节，硬，无压痛。附件未触及包块，但有压痛，白带不多，宫颈轻度潮红，初步诊断为：浆膜下肌瘤，附件炎、继发性不孕。

某学院附院妇检：外阴（一），宫颈光滑，于2～3点处有一花生米大之透明囊肿，子宫后位，稍偏左，左侧附件增厚，右侧（一），初步诊断为：慢性附件炎，宫颈潴留性囊肿。

诊断：不孕。

辨证：肝肾亏损，胞脉瘀滞。

治则：补益肝肾，佐以化瘀。

药用：鸡血藤30克，北沙参9克，麦冬9克，生地12克，川楝子9克，川杞子9克，杭菊花9克，益母草9克，丹参12克，骨碎补12克，泽泻9克。每日水煎服一剂，连服5～10剂。

二诊（4月25日）：上方连服10剂，腰痛已消失。本次月经于22日开始，24日干净。前额胀疼及少腹、小腹疼痛减轻，经无血块，色暗红。现鼻塞流涕，脉沉细，苔薄白，舌质一般。为经期外感，拟养血疏解法。

药用：当归身12克，川芎5克，白芍5克，熟地12克，前胡9克，杏仁9克，苏叶6克（后下），白芷6克，红枣9克。每日水煎服一剂，连服二剂。

三诊（4月27日）：鼻塞消失，少腹、小腹略有不舒，时感乳胀。新感已除，拟从本论治。

药用：菟丝子15克，川杞子9克，覆盆子9克，五味子5克，车前子5克，首乌15克，金铃子5克，延胡索5克。每日水煎服一剂。

四诊（6月24日）：上方连服二十剂，经医院妇科医师检查确定受孕。现呕吐，不能食，腹胀，大便溏，腰痛，小便频数有痛减。拟健脾行水，舒气止痛，从而达到安胎之目的。

药用：白术12克，茯苓皮15克，大腹皮6克，陈皮6克，老姜皮5克，桑寄生12克，川杜仲9克，川续断9克，砂仁5克，黄芩6克。每日水煎服一剂，连服三剂。

五诊（6月28日）：药已，诸症减轻。仍守本方再服六剂，每日一剂。

按语：本例患者，证属虚瘀夹杂，故治之在一派补养肝肾之中，佐以金铃子散、鸡血藤、丹参等调气活血之品，治本不忘标，气血复元，胞脉畅通，故合而能受孕。

体会：不孕的原因，除了女方先天性的生理缺陷和配偶因素之外，多属于妇女本身的病理变化，一般有肾阳虚弱、肝肾两虚、气血两虚、痰湿黏腻、肝郁气滞等之分。但根据临床所见，以肝肾两虚和虚实夹杂的为多。盖肾主藏精，肝主生发，在妇女同为先天，肝肾精血的盈亏，直接影响到冲、任二脉和胞宫。肝肾精充血足，则冲、任二脉通盛，胞宫温煦，能主血海而妊养。反之，肝肾亏虚，精血不旺，则冲任失养，胞宫寒冷，虽婚而难摄精受孕。

本病的治疗，也和其他疾病一样，当分辨其虚实的轻重，虚者宜温补肝肾，调养冲任以培其根基，实者宜健脾祛湿，或疏肝理气，或活血化瘀。针对病情，有是证而用是药。但症多虚实夹杂，阴阳相兼，纯阴纯虚者少，所以对虚证的治疗，在一派补养之中，适当加入温化通行之品，则疗效尤捷，盖气血以通行为贵故也。即使是实证，如湿瘀之患，胞脉不通，虽然祛湿化瘀之品在所必用，然病的关键在于冲任和胞宫，因而在祛湿通络之后，仍然离不了温养以善后。可见用药选方，既有原则性，又要权宜多变。

不孕一症，现有原发性不孕和继发性不孕之分，前者古称"全无子"，多属元阳不足，禀赋本虚之体；后者古称"断绪"，多属肝肾亏虚，冲任损伤之变。一般来说，凡属原发性不孕或器质性病变引起的不孕，多属难治；反之，继发性不孕或功能性病变引起的不孕，治疗较为容易。

阴痒二例

例一： 林某，女，26岁，某学院技术员，已婚，1974年11月13日初诊。

半年来经行超前，量多，色红，平时带下量多，色白黄，质稠秽，不时阴痒。脉虚细数，苔薄白黄。阴道分泌物涂片检查：霉菌（＋＋）。

诊断：阴痒。

辨证：脾气虚弱，湿浊下注，化毒生虫。

治则：健脾化湿，解毒杀虫。

处方：党参 15 克，白术 9 克，陈皮 3 克，土茯苓 15 克，槟榔 9 克，菟丝子 12 克，车前子 9 克，甘草 5 克。每日水煎服一剂，连续六剂。

二诊（11 月 20 日）：药已，带下减少，阴痒不显著。脉细，苔薄白。阴道分泌物涂片检查：霉菌（＋）。药既中病，守方再服六剂，每日一剂。

三诊（11 月 28 日）：带下少，阴道不痒。脉缓和，苔舌如平。阴道分泌物涂片检查：霉菌（－）。拟以异功散加减，以图根治。

党参 15 克，当归身 12 克，白芍 10 克，土茯苓 15 克，槟榔 5 克，陈皮 3 克，甘草 9 克。每日水煎服一剂，可连服 5～10 剂。

四诊（12 月 20 日）：已停药十余天，阴道不痒，带下正常。今天经行，色红，量较上月少，仅提前四天。昨天阴道分泌物涂片检查：（－）。本着有是证用是药的精神，拟健脾调经之法，守上方去土茯苓、槟榔，加炙芪 15 克，熟地 15 克，坤草 12 克。每日水煎服一剂，连服三剂，以扶正气而善后。

按语：脾气健运，则水湿化为津液而输布全身，脾虚则湿浊注于下焦，蕴结化热生虫，故带下量多，色白黄，质稠秽；虫毒蚀于阴中，故不时阴痒。以异功散加菟丝子、车前子健脾化湿治其本，槟榔、土茯苓解毒杀虫治其标。方中以土茯苓易白茯苓，取其甘淡平，既能配槟榔解毒杀虫，又能利湿而不伤正，为湿邪化浊生虫常用之良药。

例二：陈某，女，29 岁，南宁市某施工公司技术员，已婚，1981 年 10 月 16 日初诊。

201

月经周期正常，量一般，色暗红，无块，伴腰胀，小腹胀痛。平时带下一般，外阴经常瘙痒。现月经刚净三天，余无不适。脉濡缓，苔薄白，舌质淡红。阴道分泌物镜检：霉菌（＋＋）。

诊断：阴痒。

辨证：湿郁下焦，化浊生虫。

治则：养血柔肝，利湿解毒。

处方：土茯苓30克，槟榔10克，苦参15克，当归身10克，白芍10克，甘草10克。每日水煎服一剂，连服三剂。

二诊（10月19日）：药已，外阴不痒，腰仍胀疼，脉细缓，舌苔如上。守上方去苦参之苦寒，加锁阳10克，骨碎补15克，以温肾壮腰，舒筋止痛。每日水煎服一剂，连服三剂。

三诊（10月28日）：外阴不痒，腰痛减轻，脉舌如上。阴道分泌物镜检：霉菌（一）。拟用温肾暖土之法。

药用：云苓15克，白术12克，干姜3克，当归10克，白芍5克，大枣10克。每日水煎服一剂，连服三剂。

四诊（11月4日）：阴道不痒，腰痛基本消失。脉细缓，苔薄白，舌质淡。阴道分泌物镜检：霉菌（一）。仍守上方加鸡血藤15克，每日一剂，连服三剂，以巩固疗效。

按语：下焦为阴湿之地，湿邪郁遏，郁久则化浊生虫，虫蚀阴中，故阴道经常瘙痒，遵《内经》"湿淫于内，治以苦热，佐以酸淡，以苦燥之，以淡泄之"之旨，用土茯苓、苦参、槟榔、甘草辛甘苦温，清热利湿、解毒杀虫，以归芍之辛温酸寒养血柔肝，防止渗利伤阴，药能对症，故阴痒消失。

体会：妇人阴痒的原因，有外感邪毒、脾虚湿盛、肝肾阴虚、脾肾气虚，或肝胆湿热下注等之分。但临床所见，以脾肾气虚和肝胆湿热下注为多。肾主水，脾主湿，脾肾气虚，则不能运化水湿；肝脉络阴器，肝胆湿热下注，湿蕴热遏，为化浊生虫之源，故本病的治疗，多以清热、化湿、杀虫为主，并结合具体情况，随证施治。常用药如土茯苓、槟榔，既能行气燥湿，又能祛毒杀虫，用之多效。

年老妇女阴痒，多属肝肾两虚，元阴枯竭，相火内煽之变。阴易亏而难复，故病多难治，反之，青少年妇女阴痒，多属湿热下注，蕴结下焦，化浊生虫，只要清热利湿，解毒杀虫得法，则湿除毒尽，其痒易治。此外，凡属七情过激，气血逆乱，阴阳失调，五志化火而导致阴痒难忍者，除了药治之外，必须重视"心治"的开导，方能奏效，否则药治虽精审而心不治，仍难收功。

术后诸症一例

陈某，女，36 岁，南宁某糖烟门市部售货员，已婚，1974 年 5 月 26 日初诊。

宫外孕及左侧输卵管结扎手术后刚三天，现两侧少腹隐痛，时或加剧，腰痛，外阴重坠，下肢肿痛，溺时有痛感，大便可以。脉虚细弱，苔薄白，舌质淡。

辨证：气血两虚，瘀血内停。

治则：补气化瘀法。

处方：党参 15 克，北芪 12 克，怀山药 15 克，莲肉 12 克，坤草 9 克，延胡索 10 克，红花 2 克，桃仁 3 克，甘草 3 克。每日水煎服一剂，连续三剂。

二诊（5 月 30 日）：下肢肿痛消失，余症未减，而且阴道有少量血丝。脉舌如上。仍守上方加茜根 12 克。每日水煎服一剂，连续三剂。

三诊（6 月 3 日）：阴道血丝已无。但入夜手术刀口处刺痛。拟加重补气化瘀之品。

药用：党参 15 克，白术 12 克，云苓 5 克，陈皮 3 克，北芪 15 克，广木香 5 克（后下），归尾 12 克，川芎 6 克，红花 2 克，田七粉一瓶（冲服）。水煎服，每日一剂。

203

四诊（6月21日）：上方共服十五剂，诸症大减，但稍劳累，则刀口处仍隐痛。复守又补又化之法。

药用：鸡血藤24克，当归9克，川芎6克，党参12克，川续断9克，巴戟天9克，台乌药9克，赤芍9克，延胡索9克，山楂9克，香附9克。水煎服，每日一剂。

五诊（8月23日）：上方服十二剂，手术刀口处不痛，但近来腰痛，阴道有灼热感。脉细弱，苔薄白，舌质淡。证属阴血亏损，肝脉失养，拟生地四物汤加味。

生地15克，当归12克，川芎5克，白芍9克，川续断12克，桑寄生12克，秦艽5克。每日水煎服一剂，连服三剂。

六诊（8月30日）：药已，腰痛及阴道灼热感减轻，寐纳俱佳，但大便干结。守上方加生首乌15克以滋润阴血通便。每日水煎服一剂，连续三剂。

七诊（1975年5月7日）：八个月来无不适。但一周来工作较紧，每入夜手术刀口内痛，腰脊胀疼，带下量多，色白。脉细弱，苔白黄，舌紫红。仍用化瘀法。

204

药用：党参15克，怀山药15克，当归12克，川芎9克，赤芍9克，泽兰9克，川续断12克，香附6克，小茴香5克。每日水煎服一剂，连服三剂。

八诊（5月20日）：腰及刀口处不痛，带下量少。拟异功散加味以善其后。

党参15克，云苓10克，白术10克，陈皮5克，当归9克，白芍5克，桑寄生15克，骨碎补15克。

按语：证属危急，非切除祛毒不能救命，断然动刀，是善治之法。但术时难免筋脉损伤，又有离经之血郁滞，以致经脉通行不畅，故术后小腹疼痛、外阴重坠。以补气化瘀之法治之，旨在扶助其正气，促进气血的恢复，又清除遗瘀之为患，疏通经脉，保证气血的正常运行，以濡养温煦筋脉。正气恢复，瘀患清除，则疼痛重坠可愈。

断乳痒疹一例

陈某,女,31 岁,某学院人事干部,已婚,1981 年 12 月 2 日初诊。

去年 10 月分娩第一胎之后,每隔 3~4 小时不喂乳则乳房膨胀,全身瘙痒,或起丘疹,待婴孩吸乳后,乳房不胀,则身痒、丘疹消退。从昨天下午起,断乳不喂,今晨早起,即感乳房胀满疼痛,全身发痒,面部及四肢肿胀,皮肤起丘疹,色红,越抓越痒,越抓丘疹越多,乍寒乍热,全身不舒。脉弦细涩,舌苔正常。面部及四肢红肿,全身皮肤有大小不一、稀密不匀之丘疹,色红。

诊断:断乳痒疹。

辨证:乳络不通,风火相煽。

治则:开郁行滞,活血通络。

处方:生麦芽 60 克,山楂 30 克,当归尾 5 克,赤芍 5 克,瓜蒌壳 10 克,桔梗 3 克。每日水煎服一剂,连服三剂,以图根治。

按语:乳头属厥阴肝经,乳房为多气多血之阳明经所属,心属火而主血脉。患者产后乳房稍胀即全身瘙痒而起丘疹,得婴孩吮乳后,乳络通畅,则痒消疹退,可知其本为气血旺盛,水火阳盛血热之体。今断乳不喂,乳络不通,乳汁壅盛于乳房,以致风火相煽,波及全身血脉,所以不仅乳房胀满疼痛,而且全身发痒而起丘疹。即《内经》所谓"诸痛痒疮,皆属于心"。亦即张景岳"热甚则疮痛,热微则疮痒"之意。证属乳络不通,风火相煽而起痒疹,故以麦芽、山楂化积导滞以回乳,归尾、赤芍活血化瘀,瓜蒌壳、桔梗利气宽胸,使血脉通畅,营卫调和,则痒消疹退。

205

脏躁一例

王某，女，31 岁，南宁市某厂工人，已婚，1982 年 10 月 10 日初诊。

1968 年开始夜难入寐，以后逐渐加重，1977 年结婚之后，病情日剧，有时通宵不寐，心烦易躁，头痛，口苦口干，似热非热，溺黄，大便硬结。平时用补或用凉之法治之，均不能受。月经周期基本正常，经前腰胀，胸闷，少腹、小腹胀疼，烦躁加剧，经后一周带下量多，色白黄，有臭秽之气。脉弦细，苔厚黄粗糙，舌边有瘀点。

诊断：脏躁。

辨证：脏阴不足，相火内动。

治则：滋阴宁神，调养肝气。

处方：百合 20 克，生地 15 克，知母 9 克，浮小麦 20 克，生谷芽 20 克，远志 3 克，菖蒲 2 克，大枣 9 克，甘草 9 克。每日水煎服一剂，连服五剂。

二诊（10 月 31 日）：上方连服十一剂，寐纳俱佳，大便不干结，但小便仍黄，精神不振。脉细缓，苔薄白，舌质一般。守上方去远志、菖蒲加夜交藤 15 克，白蒺藜 9 克。每日水煎服一剂，连服五剂。

以后患者持本方每月服三至五剂，观察半年，疗效巩固。

按语：患者长期夜难入寐，溺黄，大便干结，显示阴血不足，五脏失养，因而五志化火上扰神明，故胸闷、烦躁；而内火之动，尤以肝为甚，肝脉络阴器而主疏泄，肝热则疏泄太过，故带下量多，色白黄，有臭秽之气。用滋阴宁神，调养肝气之法治之。以小麦、远志养心宁神，百合生地滋肺肾之阴，大枣、甘草缓肝之急，生谷芽、菖蒲调舒肝气，知母清虚热。全方药宗甘润，有滋阴清热，宁神定志之功，故能奏效。

性交出血一例

潘某，女，39 岁，1981 年 9 月 25 日初诊。

16 岁月经初潮，婚前均是"居经"，婚后月经周期正常。1978 年 8 月后，每交合则阴道出血，量或多或少。1980 年之后，病情加重，每交合后出血量多，色鲜红，夹血块。虽服中西药治疗，效果不满意。9 月 9 日经行，迄今未净，量一般，色红夹块。脉弦细，苔薄白，舌质淡红。

诊断：性交出血。

辨证：阴血亏虚，冲任损伤。

治则：滋阴养血，调养冲任。

处方：鸡血藤 20 克，旱莲草 20 克，女贞子 15 克，首乌 15 克，藕节 15 克，太子参 15 克，益母草 15 克，茜草根 10 克，甘草 5 克。每日水煎服一剂，连服三剂。

二诊（9 月 28 日）：药已，阴道出血已止，但腰部仍感不适，全身乏力。脉弦，苔薄白，舌质淡红。守上方去旱莲草、茜根，加北芪 15 克，川杜仲 10 克。每日水煎服一剂，连服三剂。

三诊至十诊（9 月 30 日～10 月 19 日）：守上方出入。这二十多天中，曾多次性交，仅在 16 日晚交合后出血。仍用阴柔之品以止血。

药用：鸡血藤 15 克，丹参 10 克，白芍 10 克，旱莲草 15 克，女贞子 10 克，怀山药 15 克，合欢皮 10 克，太子参 15 克，藕节 20 克，夜交藤 20 克，甘草 5 克。每日水煎服一剂，连服三剂。

十一诊（10 月 21 日）：月经来潮，量一般，色红无块，错后十二天，肢倦乏力。脉细缓，苔薄白，舌质淡红。拟用补益气血为主，佐以消瘀。

药用：归身 12 克，川芎 5 克，白芍 5 克，熟地 15 克，党

207

参 15 克，炙芪 15 克，海螵蛸 10 克，益母草 10 克。每日水煎服一剂，连服三剂。

十二诊（10 月 26 日）：经行已净，无不适。脉细缓，苔薄白，舌质淡红。拟从肾根治。

药用：菟丝子 15 克，太子参 15 克，首乌 15 克，肉苁蓉 15 克，茺蔚子 10 克，覆盆子 10 克，金樱子 10 克，玫瑰花 3 克，甘草 5 克。每日水煎服一剂，连服三剂。

十三诊至十九诊（10 月 29 日～11 月 18 日）：守本方出入，每天一剂。

二十诊（11 月 23 日）：11 月 14 日性交之后，阴道少量出血，色淡红，余无特殊。脉细，苔薄白，舌质淡红。用补肾止血。

药用：当归身 9 克，白芍 9 克，熟地 15 克，怀山药 15 克，山茱萸 9 克，云苓 5 克，泽泻 5 克，丹皮 5 克，旱莲草 15 克，女贞子 10 克，茜草根 10 克。每日水煎服一剂，连服三剂。

二十一诊至二十五诊（11 月 25 日～12 月 9 日）：守上方加泽兰 9 克，刘寄奴 9 克。每日水煎服一剂。

二十六诊（12 月 14 日）：经行第三天，色量一般。脉细，苔薄白，舌质红。用调养肝肾之法。

药用：归身 12 克，白芍 9 克，怀山药 15 克，熟地 15 克，山萸肉 9 克，云苓 5 克，泽泻 5 克，丹皮 5 克，益智仁 10 克。每日水煎服一剂，连服三剂。

二十七诊（12 月 18 日）：经行 5 天干净，无不适。脉细，苔薄白，舌淡红。拟肝肾并补，调其冲任，以固其本。

药用：菟丝子 15 克，川杞子 9 克，覆盆子 9 克，茺蔚子 9 克，太子参 15 克，泽兰 9 克，刘寄奴 9 克，怀山药 15 克，鸡血藤 15 克，甘草 5 克。每日水煎服一剂，连服五至十剂。

自此之后，停药观察，嘱病人暂时停止性生活三个月。经行正常，三个月后同房，无出血现象。

按语： 交感出血，《傅青主女科》谓"贪欢交合，精冲血管"而引起，即是说由于房事纵欲，损伤冲任所致的病变。本例患者，多年交合出血，病情日益加重，1980年后，每交合则出血量多，色红，夹块，虽多方治疗，效果不满意。从脉证分析，证属阴血亏虚，冲任损伤之变。故初诊时以滋阴养血，调养冲任之法治之。药宗甘润补血养阴，微寒微酸阴柔之品以止血。二诊之后，根据病情不同变化，或用补气养血，或调养肝肾，在补养之中，加用少量化瘀之品，既扶正气，又化遗瘀，使阴血恢复，冲任得养，并适当调节房事，故虽交合而无出血之象。

阴吹二例

例一： 刘某，女，30岁，桂林市某厂工人，已婚，1973年8月31日初诊。

时感头晕，耳鸣，阴吹簌簌有声，以每天下午2～4时多发，夜难入寐，大便干结。脉弦而略数，苔少，舌尖暗红。

诊断：阴吹。

辨证：阴津不足，肝气有余。

治则：滋阴生精以柔肝木。

药用：百合30克，白芍18克，生地24克，黄精12克，甘草10克。每日水煎服一剂，连服三剂。

二诊（9月4日）：药已，阴吹减少。脉舌如上。仍守上方加鸡血藤24克，北沙参9克。每日水煎服一剂，连服五剂。

三诊（10月31日）：阴吹发作次数极少，但左少腹时疼，能寐而多梦，溺黄，大便正常。脉弦数，苔白黄。仍守上方加金铃子12克，夜交藤15克。每日水煎服一剂，连服五剂。

四诊（11月14日）：十天来阴吹不发，能寐而梦少，但左少腹仍时疼，阴道似有热辣之感，溺黄，脉弦，苔薄白，舌

209

尖红。仍守上方加元胡 9 克，银花 9 克，连翘 9 克，以导滞清解。

按语：肝为风木之脏，前阴为肝脉之所络，阴津不足，则肝木不荣，风火煽动于内，故头晕耳鸣，前阴不时簌簌有声如矢气状。症属阴津不足，肝气有余。治以百合地黄汤加味滋阴生精，柔养肝木，使肝气平和，大便通畅，则阴吹能止。

例二：秦某，女，29 岁，桂林市某厂工人，已婚，1979 年 8 月 24 日初诊。

1975 年底分娩第二胎之后，小腹胀坠下迫，前阴时放矢气，簌簌有声，随即上、下肢阳明所属之肘、膝关节有胀感，头额及巅顶胀迫如裂，以睡床初起或行走之时，或每年夏秋之交多发，曾长期中西药治疗，效果均不满意。现头晕胀，前阴时放矢气，簌簌有声，四肢关节胀感，小腹胀坠，心烦易躁，能寐而多梦，其余胃纳、二便正常。脉沉细，苔薄白，舌尖红。

诊断：阴吹。

辨证：肝气逆乱，相火不潜。

治则：养血柔肝，健脾和胃。

处方：北沙参 10 克，麦冬 10 克，归身 9 克，白芍 15 克，川杞子 9 克，夜交藤 15 克，怀山药 15 克，大枣 15 克，甘草 9 克。每日水煎服一剂，连服三剂。

二诊（8 月 31 日）：药已，阴吹发作较少，但口苦，有热感，小便淡黄，脉舌如上。拟加重清热养阴之品。

药用：百合 15 克，生地 15 克，知母 10 克，浮小麦 20 克，夏枯草 15 克，麦冬 10 克，甘草 10 克，大枣 10 克。每日水煎服一剂，连服三剂。

三诊（9 月 3 日）：除少腹、小腹有胀感之外，余症消失，守上方去知母，加金铃子 5 克，延胡索 9 克，防其壅滞，再服三剂。

按语：肝脉络阴器，主筋，"诸筋者皆属于节"。肝气怫逆，相火内煽，波及前阴，则前阴籁籁有声如矢气状；横逆乘土，阳明经脉郁热，上则头巅头额胀疼如裂，四旁则上下肢阳明所过诸节有胀感。症属肝气逆乱，相火不潜，故用一贯煎加减养血柔肝，健脾和胃治之，旨在甘润以缓肝之急。二诊时阴吹虽减，但郁热依恋，故加用夏枯草、知母平肝清热。前后三诊，药虽有所出入，但均本着"肝苦急，急食甘以缓之"之旨，或柔养为主，或柔清并用，或养中有疏，药因证而用，灵活加减，故能收效。

体会：对阴吹一症，《金匮要略》曾有"胃气下泄，阴吹而正喧，此谷气之实也"之说。即是说大便燥结，腑气不通，浊气下泄干扰前阴而形成的病变。诚然，阳明主津液，津液不足，濡养失常，大便燥结不通，是以阳明下行之气，不得从后阴故道排出，而乃别行旁窍之于前阴，阴吹乃作。但肝脉络阴器，又为风木之脏，肾为水火之脏而开窍于二阴，肝肾内寄相火，肝肾亏虚，阴血不足，同样可导致大便燥结，腑气不通，风火相煽，直接干扰前阴，浊气从前阴出而为阴吹。

治阴吹必须注意肝的特性。对肝的特性，前人有不少的论述，如《内经》："木曰敷和"。《中藏经》："嫩而软，虚而宽"。《医学启源》："软而弱"。简而言之，肝的特性，以柔和疏泄为贵，故治肝之法，当以甘润柔养为佳，即使肝气郁结不畅，非疏不解，亦宜疏中有养，或养中有疏，防止肝阴易亏、肝阳易亢之变。何况阴吹一症，多是阴血津液不足，以致相火不潜，风木内动而干扰前阴。所以例一刘某为阴津不足，例二秦某为肝气逆乱，在病情和治疗上，虽然有一定的区别，但均从肝论治，以甘润之品为宗，以肝主动主风，风能生火，非甘不足以缓之濡之。

211

乳痈二例

例一：丁某，女，25岁，来宾县某邮电所职工家属，已婚，1975年10月22日初诊。

足月顺产第一胎已25天，胃纳、睡眠良好，大小便正常。但两周之前，开始右乳房有痒热感，肤色嫩红，红肿疼痛，日渐加剧，自取灯心草蘸油点燃外烧患处3～5炷，红肿疼痛更剧，复自取缝衣针穿刺患处，以冀排出其秽浊之气。但针刺之后，不仅疼肿不减，反而患处热辣难忍，心烦易躁，夜难入寐，大便干结，小便黄色。脉弦数，苔薄黄干，舌边尖红，右乳红肿疼痛，触之更甚。有四处针口流出淡黄水。

诊断：乳痈。

辨证：过食肥甘，郁滞生热；外感火邪，损伤络脉。

治则：清热解毒，消滞化浊。

处方：

内服方：蒲公英15克，紫花地丁15克，银花15克，连翘9克，野菊花15克，山楂15克，桃仁5克，荆芥5克，甘草9克。每天水煎服一剂，连服五剂。

外洗方：鲜水杨梅、鲜野菊花各适量，煎水熏洗患处，每天三次。

二诊（10月29日）：服上方及外洗之后，右乳红肿痛痒全消，二便正常，脉舌如平。嘱仍以外洗方再熏洗患处一周，以巩固疗效。

按语：乳房为阳明之所属，新产之妇，过食辛热肥甘厚味，以致郁滞化热，灼伤乳络，故乳房红肿痒痛，又妄用灯心火外烧，火热之毒愈炽，故不仅乳房肿痛，而且心烦易躁，夜难入寐，大便干结，小便色黄。证属一派阳热炽盛之候，故以蒲公英、紫花地丁、金银花、连翘、野菊花、荆芥、甘草清热解毒，疏通血脉；山楂、桃仁活血化瘀，导滞通络，并用水杨梅、野菊花趁热外洗，加强清热解毒之功，故药已而能见效。

例二：韦某，女，27岁，邕宁县某粮所干部，已婚，1983年3月2日初诊。

产后二月余，左乳红肿硬痛，恶寒发热（T：39℃），后经医院用青霉素治疗，发热始退。但现在左乳硬块未消，胀痛难忍，触之痛剧。伴有头晕、腰痛、肢倦乏力，2～3天大便一次，小便正常。脉虚细，苔薄白，舌质淡，面色苍白，唇干焦裂。

诊断：乳痈。

辨证：产后正虚，外邪侵袭，瘀毒壅滞。

治则：清热解毒，化瘀通络，兼以扶正。

处方：

内服方：归身9克，生北芪15克，丹参15克，夏枯草15克，蒲公英9克，连翘9克，金银花9克，皂角刺5克，赤芍5克，桔梗5克，甘草5克。每日水煎服一剂，连服六剂。

外用方：生军30克，红花15克。水煎趁热外敷患处，每日3～5次，每次约5～10分钟。

二诊（3月25日）：上方共服六剂，并熏洗热敷患处之后，乳痈消退，一切正常。以人参养荣汤加减调养善后。

按语：乳房红肿，火热之毒也；硬痛，触之加剧，瘀积之患也。故以丹参、夏枯草、蒲公英、连翘、金银花、皂角刺、赤芍、桔梗、甘草清热解毒，化瘀通络。但新产之后，倦怠乏力，面色苍白，脉虚细，舌质淡，又属正气不足之候，故以归身、北芪补益气血以扶正，内服外敷同用，标本并治，疗效遂意。

体会：引起乳痈的原因，虽然有肝郁化火、胃热壅滞、乳头损伤、感染邪毒，或产后正虚，感受外邪等之不同。但总的来说，均属乳房阳热的病变，治之不离乎清热解毒，活血化瘀

213

之法。例一丁某，既有食滞化热之变，又有外用灯心火之妄，内外火交集，证属实热，虽是新产妇人，仍以清热解毒、活血化瘀之法治之。例二韦某，产后正虚，外感邪热之毒，故既要清热解毒，活血化瘀以治其标，又要用归、芪益气补血以治其本。

乳痈本是局部的病变，但由于乳与足厥阴肝经，足阳明胃经有联属的密切关系，肝藏血而主一身之气机的疏泄，胃为五脏六腑之海，五脏六腑皆禀气于胃，因此，乳痈的发生，不仅乳房局部焮热肿痛，而且有发热恶寒等全身症状。所以对乳痈的治疗，既要从整体着眼，仔细辨证治疗，又要针对局部的具体情况，采取不同的外治之法，内外兼施，标本同治，则收效较捷。